E LA

DE

O U

RÈGLE D'OR

ET

NOTIONS D'ANALYSE MATHÉMATIQUE

D'après DESCARTES, PASCAL & ARNAULD

Par V. TILMANT

Directeur de l'École Primaire Supérieure de Lille , Président de l'Association des Anciens Élèves
de l'École normale de Douai.

« Il y a, dans la succession des connaissances
» humaines, une fatalité qui n'amène presque
» jamais les plus utiles que les dernières. »

(Bossut , *Encyclop. méth.*)

Prix : 2 Francs.

PARIS

C. FOURAUT, Libraire, rue Saint-André-des-Arts.

1875.

V

RÉFORME ANALYTIQUE

DE LA

RÈGLE DE TROIS

OU

RÈGLE D'OR

ET

NOTIONS D'ANALYSE MATHÉMATIQUE

D'après DESCARTES, PASCAL & ARNAULD

Par V. TILMANT

Directeur de l'École Primaire Supérieure de Lille , Président de l'Association des Anciens Élèves
de l'École normale de Douai.

" Il y a, dans la succession des connaissances
" humaines, une fatalité qui n'amène presque
" jamais les plus utiles que les dernières. "

(BOSSUT , *Encyclop. méth.*)

LILLE

L. QUARRÉ , Libraire, Grande-Place,
et chez tous les Libraires de la Ville et du Département.

1874.

OUVRAGES DU MÊME AUTEUR

Programme d'un cours d'arithmétique, théorique et pratique, 2ᵉ éd. avec fig. 1 fr. »

Problèmes d'examen par MM. Grimon et Tilmant, 2ᵉ édition . . . . . . 1 »

Solutions des problèmes ci-dessus, par les mêmes 1 50

Observations sur le Langage Mathématique et sur l'Enseignement du Calcul. » 50

AVERTISSEMENT

Ce travail avait d'abord été entrepris, comme les *Observations sur le langage mathématique*, pour le *Bulletin de l'Association des anciens Elèves de l'Ecole normale de Douai*. Mais l'auteur, ayant trouvé depuis peu dans Descartes, Pascal et Arnauld, la justification d'un changement qu'il a introduit depuis dix ans dans ses cours et dans ses ouvrages (1), a pensé que le public ne verrait pas avec indifférence l'application des idées de ces hommes de génie aux simples questions d'arithmétique nommées aujourd'hui *Règles de Trois*.

Ce nom, exact seulement lorsque la règle est *simple*, a définitivement remplacé celui de *Règle d'Or*, que lui donnaient les anciens, et qu'on trouve notamment dans les *Eléments de mathématiques* du P. J. Prestet, de l'Oratoire (1675), et dans ceux du P. Lamy, de 1689, qui paraissent être une réédition des précédents. On lit en effet dans les deux, à propos de la *Règle de trois* ou de *proportion*, que « quelques-uns, à » cause du grand usage que l'on en fait, lui ont donné le nom de *Règle d'or* » (pages 194 et 199). Enfin, Camus, membre de l'Académie des Sciences, dit dans l'*Arithmétique* faisant partie de son *Cours de mathématiques*, *à l'usage des ingénieurs* (4 vol. in-8°), et publiée en 1749 :

« On la nomme aussi (la *Règle de Trois*), *Règle de Proportion*; et quelques-uns » l'appellent *Règle d'Or*, à cause de l'utilité dont elle est dans le commerce. »

A propos du nom actuel, on admirera sans doute, quoiqu'il soit peu *poétique*, le *génie* du plaisant auteur des *Lettres à Eucharite sur l'arithmétique* (Martin jeune, Paris, Tétot, 1830), qui a trouvé l'origine de la *Règle de trois* dans la célèbre question résolue par le berger Pâris; s'il eût connu le nom de *Règle d'Or*, nul doute que la pomme n'en eût été pour lui l'explication, en même temps que la confirmation de sa prétendue découverte.

Mais, trêve à l'érudition, et hâtons-nous de

« Passer. . . . . du plaisant au sévère. »

La *Règle d'Or* mérite ce nom par son importance. En effet, il y a, en France seulement, des *milliers* de professeurs des deux sexes et de tous les degrés; ceux-ci ont des *millions* d'élèves, qui font chaque année des *milliards* de règles de trois; car on sait que ce nom convient à la moindre multiplication ou division (2). Or, quand une *opération*

---

(1) Programme d'un cours d'Arithmétique, théorique et pratique, 1866, page 38. Problèmes d'examen, 1869, page 61 ; Solutions, page 1.

(2) Problèmes d'examen, page 10, et page 7, ci-contre.

se *chiffre* par de pareils nombres , la moindre *économie* ne peut être sans importance : l'auteur en appelle , au besoin , au sens pratique et *positif* des actifs et habiles commerçants au milieu desquels il a l'honneur d'enseigner.

Lors donc qu'on ne verrait , dans la *Réforme* proposée , que l'abréviation de travail matériel consistant dans la suppression d'une ligne du raisonnement , en évitant la répétition de l'hypothèse (voir page 22) , et dans la simplification de la *règle* qui donne le résultat au moyen des rapports (page 23), la disposition nouvelle ne serait déjà pas à dédaigner.

Mais ce sont là , on peut le dire , les moindres avantages du changement indiqué.

Le principal , sans contredit, c'est de ramener la solution des *règles de trois* , à la *méthode générale de résolution* , c'est-à-dire à *l'analyse* , en en faisant le type de tous les *problèmes* d'algèbre et de géométrie. Voici en effet ce que dit Lacroix , dans ses *Essais* sur l'enseignement des mathématiques , quant aux règles qui doivent servir de guide dans l'étude des éléments.

« Premièrement , éviter les doubles emplois ; cela devient d'autant plus nécessaire » que les progrès des sciences physiques et mathématiques , ont prodigieusement » augmenté la masse des objets d'instruction...

» Secondement , choisir toujours les méthodes les plus générales. Cette règle est en » quelque sorte , une conséquence de la première ; car , par le moyen de ces méthodes, » on évite infailliblement les doubles emplois. *Préférez , dans l'enseignement , les* » *méthodes générales; attachez-vous à les présenter de la manière la plus simple,* » *et vous verrez en même temps qu'elles sont presque toujours les plus faciles,* a dit » M. Laplace (Journal des séances de l'école normale) ; et on peut ajouter qu'elles sont » aussi les plus propres à faire connaître la vraie métaphysique de la science.

» Il serait bien temps qu'on se défît de cette prédilection pour certaines méthodes » particulières , parce qu'elles sont , à ce qu'on dit , plus élémentaires que les méthodes » générales , ou pour dire vrai , parce qu'elles sont plus anciennes , et par là , plus » conformes à des habitudes acquises depuis longtemps , et qu'il en coûterait trop de » réformer. Cependant , il faut tôt ou tard cesser de se traîner sur les pas des auteurs, » même les plus célèbres , puisque la science a fait , depuis l'époque où ils ont écrit , » des progrès qui changent entièrement la liaison des propositions et souvent le » langage. Les géomètres des siècles précédents conserveront leurs droits sur les » découvertes de leurs successeurs , et leurs méthodes ne perdront pas de leur prix , » mais deviendront des objets d'érudition , dont l'étude sera recommandée à ceux qui » voudront approfondir la science et la perfectionner.

» C'est une erreur de croire que les méthodes générales aient besoin d'être précédées » par l'exposition des méthodes particulières ; elles se suffisent à elles-mêmes lors- » qu'elles sont présentées convenablement , et qu'elles ne rencontrent pas dans la tête » de ceux qui les étudient ou qui les jugent , de vieilles idées à effacer ou des préjugés » à détruire. Enfin , la nécessité de faire un choix entre les méthodes , n'est pas » douteuse pour tous ceux qui connaissent l'étendue de la science ; et si l'on regrette » les méthodes synthétiques , parce qu'on croit y trouver plus d'évidence , on ne peut » pas de bonne foi les préférer aux méthodes analytiques , qui sont plus fécondes , et » d'après lesquels sont rédigés les écrits des géomètres de notre temps , qu'il faut » nécessairement étudier dès qu'on veut s'élever au-delà des éléments. »

Le baron Reynaud, à qui l'on doit la précieuse *méthode de réduction à l'unité* (1), était sans doute guidé par des considérations analogues, lorsqu'il publia, en 1800, sa découverte sous le titre d'*Introduction à l'algèbre* (2), c'est-à-dire à *l'analyse*. Il est évident que par cette publication, il n'a pas voulu hâter le passage de l'arithmétique à l'algèbre ; car il recommande expressément le contraire dans l'avertissement placé en tête de son arithmétique. Voici en effet ce qu'il dit, après avoir montré l'importance de cette science « qui dirige les plus belles spéculations du commerce..., qui sert de base et d'introduction à toutes les parties des mathématiques..., qui a occupé dans tous les temps les génies les plus vastes, et que le célèbre *Lagrange*, enseigna lui-même à l'Ecole normale.

» La clarté des *méthodes arithmétiques* convient à la faiblesse des commençants, et
» les formes variées dont elles sont susceptibles, en exerçant l'esprit des jeunes gens,
» les disposent à saisir les considérations abstraites de l'*algèbre*. Je pense que les
» *procédés algébriques employés de trop bonne heure, accoutument les élèves à se*
» *laisser aveuglement conduire par le* **mécanisme** *des transformations*, tandis
» que les considérations fines et ingénieuses qu'exigent les solutions arithmétiques,
» fortifient le raisonnement, et le préparent aux artifices brillants de l'analyse. »

Il est difficile de se procurer aujourd'hui cette *Introduction à l'algèbre* ; mais on en trouve la reproduction dans les éditions suivantes de l'Arithmétique, notamment dans le chapitre V, qui renferme environ 80 problèmes de *règles de trois*, *d'intérêt*, *de société*, etc. Tous ces exemples sont résolus par *l'unité* ; mais l'auteur n'ayant pas prescrit de *règles* pour l'emploi de sa *méthode*, les praticiens qui l'ont exploitée, ont pris justement le contre-pied de ce qu'aurait certainement fait Reynaud lui-même.

En modifiant le titre de Reynaud, l'auteur du travail actuel espère avoir mieux indiqué le but qu'il s'est proposé ; il espère surtout, grâce aux emprunts considérables faits à nos trois illustres philosophes-géomètres, avoir fait comprendre l'esprit de l'analyse.

Si l'on veut se donner la peine de lire avec attention ce qui a été écrit sur cette méthode par Descartes, Arnauld, Condillac, Lacroix et les auteurs de l'Encyclopédie, on sera frappé de la justesse avec laquelle en parlent les deux premiers ; et c'est ce qui a décidé l'auteur à reproduire le chapitre entier qui y est consacré dans la Logique de Port-Royal, après en avoir cité les principaux passages.

Quant à Condillac, qui a donné pour titres aux principaux chapitres de sa Logique : « *Que l'analyse est l'unique méthode pour acquérir des connaissances*, — *Que l'analyse fait les esprits justes*, — *Comment les langues sont des méthodes analytiques*, — *Comment l'art de raisonner se réduit à une langue bien faite* (3), etc., etc., tout ce qu'il dit de *l'analyse*, en apprend beaucoup moins, au point de vue mathématique, que le court passage de Port-Royal qu'il prétend critiquer, et où Arnauld la met en parallèle avec la *synthèse*, dont Condillac paraît avoir méconnu la nature et la valeur.

---

(1) « La réduction à l'unité n'est pas poursuivie par les Allemands, et ne paraît pas nécessaire », dit *l'Éducateur* de la Suisse romande, Nº du 1er Octobre 1874, p. 308. — Elle est au moins très-utile, et cela prouve que nos vainqueurs n'ont pas atteint la perfection en toutes choses.

(2) Reynaud, Arithmétique, 16e édition, 1832, p. 126.

(3) « Condillac, en montrant dans sa logique, que l'algèbre était une langue, n'a fait que répéter ce que Clairaut avait dit et prouvé dès 1748, dans ses *Eléments d'algèbre*. » (Lacroix.)

Pour ne pas allonger démesurément cette préface, on a cru devoir renvoyer à la fin de l'ouvrage (page 42), la citation du passage *extraordinaire de Condillac à ce sujet*, et l'examen, fait par Lacroix, de son application de l'analyse à la métaphysique. On y verra que l'auteur n'a pas mis en *pratique* sa célèbre *théorie* de l'analyse, de celle au moins dont il est ici question.

Dans le même but d'abréger, l'auteur a placé comme Conclusion ou Résumé le chapitre de Pascal sur l'*Autorité en matière de philosophie* (1), que devraient méditer tous les réformateurs aussi bien que les routiniers, et quelques réflexions qu'il avait faites et soumises à ses collègues (Bulletin N° 5), avant d'avoir trouvé, dans Arnauld et Descartes, beaucoup mieux que ce qu'il voulait faire.

En les reprenant, pour y ajouter quelques développements, il croit inutile d'avertir qu'il n'a pas la prétention d'enseigner l'*Analyse*, et pour cause.. Si ces *notions* (2) d'Analyse doivent accompagner celles qui président à l'étude des langues, remplacer même « ces longues et ennuyeuses *Analyses*, prétendues grammaticales et logiques, » dont on a fatigué nos premières années d'étude, et dont une circulaire ministérielle de 1857 a constaté et interdit l'abus, gardons-nous de tomber d'un excès dans l'autre : sachons laisser les cours d'*Analyse* à l'Ecole Polytechnique et à nos Facultés des Sciences, comme nous laissons à leurs auteurs les Recueils ou Corrigés d'Analyses grammaticales, logiques et même littéraires.

———————

Les Règles de Trois n'étant que l'application des grandeurs *directement et inversement proportionnelles*, on trouvera dans un tableau ci-contre les *définitions de ces termes* (3), avec des exemples et un modèle de règle de trois résolue par l'unité. Ce tableau est précédé d'un autre, emprunté aux *Observations*, et qui lui sert presque d'introduction.

———————

(1) Ce chapitre, ainsi que celui de Port-Royal, est emprunté aux excellentes éditions de M. C. Jourdain, Inspecteur général de l'Instruction supérieure, Paris, Hachette.

(2) On remarquera le mot *notions*, substitué à celui *d'introduction*, titre sous lequel l'ouvrage a été annoncé.

(3) « Les dénominations de *relation directe* et de *relation indirecte*, ont été proposées par Mauduit, l'un des meilleurs auteurs de traités d'arithmétique. »   (*Note de Bourdon.*)

Arithmétique. — Définitions.

Multiplication **des nombres entiers.**	**Division des nombres entiers.**	
	1re *Définition*.	2e *Définition*.
But : PRENDRE un nombre donné, appelé *multiplicande* (n. concret), autant de fois qu'il y a d'unités dans un autre nombre (abstrait), appelé *multiplicateur*. **Résultat :** *produit* (des 2 *facteurs*.)	**But :** PARTAGER un nombre, D. appelé *dividende*, en autant de parties égales qu'il y a d'unités dans un autre nombre, appelé *diviseur*, d. **Résultat :** *part, quotient*, ou encore	**But :** CHERCHER *combien de fois* un nombre appelé *dividende*, D. contient un autre nombre, d, de même espèce que le premier, et appelé *diviseur*. **Rapport** (des 2 *termes*, du D au d).
PROBLÈMES ORDINAIRES { A 5 fr. le mètre d'étoffe, que coûtent 8 mètres ?	On paye 40 fr. pour 8 mètres d'étoffe : quel est le prix du mètre ?	Quand le mètre d'une étoffe coûte 5 fr. combien a-t-on de mètre our 40 fr. ?
Q^{on} *pro-posée* : 8 m. coûtent x fr. *Hypo-thèse* : si 1 — 5 fr.	Q^{on} proposée : 1 mèt. coûte x fr. Hypothèse : si 8 — 40 fr.	Q^{ou} : Pour 40 fr. on a x m. Hyp. si — 5 fr. — 1 m.
SOLUTIONS ORDINAIRES *(par l'unité)* { 8 m. coûtent 8 fois 5 fr., c.-à-d. $x = 5$ fr. *pris* 8 fois ou $x = 5$ fr. × 8	Analyse : 1 m. coûte 8 fois moins, c'est-à-dire $x = 1/8$ de 40 fr. ou $x = \dfrac{40 \text{ fr.}}{8}$.	Analyse : pour 1 fr. on a 5 fois moins, Synthèse — 40 — 40 fois plus ; ou $x = \dfrac{1 \text{ m.} \times 40}{5}$
Autres **SOLUTIONS** propres à familiariser avec les **RAPPORTS** et les **PROPORTIONS** {		
x autant 8 m. contiendra de fois contient 5 fr. que 1 m.	x autant 40 fr. contient de fois contient 1 fr. que 8 fr.	x autant 40 fr. contiendra de fois contient 1 m. que 5 fr.
En effet, 1 fr. par mèt. fait 8 fr. pour 8 mèt. etc.		
égalité que l'on écrit ainsi : $\dfrac{x \text{ fr.}}{5 \text{ fr.}} = \dfrac{8 \text{ m.}}{1 \text{ m.}}$ ou ainsi, $x = 5$ fr. × $\dfrac{8 \text{ m.}}{1 \text{ m.}}$, c.-à-d. x contient ou $= 5$ f. *pris* autant...	expression que l'on abrége ainsi : $\dfrac{x \text{ fr.}}{1 \text{ fr.}} = \dfrac{40 \text{ fr.}}{8 \text{ fr.}}$ ou ainsi, $x = 1$ fr. × $\dfrac{40}{8}$, car cela signifie, $x = 1$ fr. *pris* autant de fois...	équation que l'on dispose ainsi : $\dfrac{x \text{ m.}}{1 \text{ m.}} = \dfrac{40 \text{ fr.}}{5 \text{ fr.}}$ ou ainsi, $x = 1$ m. × $\dfrac{40}{5}$, car cela veut dire, $x = 1$ m. *pris* autant de fois que...

Remarquez que les 2 nombres superposés, ou les 2 *termes* d'un même rapport, sont toujours *de même espèce*.

DEFINITIONS
de

DEUX ESPÈCES DE GRANDEURS	DEUX ESPÈCES DE GRANDEURS
directement proportionnelles	**inversement proportionnelles**
ou variant en rapport direct.	**ou variant en rapport inverse.**

1° *La 1re devenant 2, 3, 4 fois plus grande,*
l'autre devient 2, 3, 4 fois plus grande.

EXEMPLES : 6 mètres coûtent 30 francs,
      12 —   — 60 — ;
pour 120 francs on a 24 mètres,
     — 40 — . — 8 — ;

d'où $\dfrac{6}{12} = \dfrac{30}{60}$, et $\dfrac{120 \text{ fr.}}{40 \text{ fr.}} = \dfrac{24 \text{ m.}}{8 \text{ m.}}$

2° *le rapport de 2 grandeurs de 1re espèce*
= celui des 2 corresp. de 2e — ,

prises dans le même ordre.

On déduit des exemples ci-dessus
une suite de *quotients égaux* :

$$\dfrac{30 \text{ fr.}}{6} = \dfrac{60 \text{ fr.}}{6} = \dfrac{120 \text{ fr.}}{24} = \dfrac{40 \text{ fr.}}{8}$$

3° *le* RAPPORT *d'une grandeur de 1re espèce*
à sa correspondante de la seconde,
est constant.

1° *La 1re devenant 2, 3, 4 fois plus grande,*
l'autre devient 2, 3, 4 fois plus petite.

EXEMPLES : Où 6 ouvriers sont 30 jours,
      12 — . — 15 — ;
et 10 jours à 18 ouvriers
     = 5 — à 36 — ;

d'où $\dfrac{6}{12} = \dfrac{15}{30}$, et $\dfrac{10}{5} = \dfrac{36}{18}$

2° *le rapport de 2 grandeurs de 1re espèce*
= celui des 2 corresp. de 2e — ,

prises en ordre inverse.

On déduit des exemples ci-dessus
une suite de *produits égaux* :

$$30 \text{ j.} \times 6 = 15 \text{ j.} \times 12 = 10 \text{ j.} \times 18$$

3° *le* PRODUIT *d'une grandeur de 1re espèce*
par sa correspondante de la seconde,
est constant.

EXEMPLES THÉORIQUES

Un produit...... avec chaque facteur.	Les 2 facteurs d'un produit constant...
Un quotient..... avec le dividende.	Un quotient..... avec le diviseur.
Une fraction.... avec son numérateur.	Une fraction.... avec le dénominateur.

Nota. — La 2e définition ne donne que des *proportions* ou des *couples* isolés *de rapports égaux*, tandis que la 3e en donne une *suite*, dont la propriété s'applique aux partages proportionnels et en géométrie.

Nota. — La 3e définition fournit facilement une *suite de rapports égaux* : il suffit de remplacer chaque *multiplicateur* par son *inverse* employé comme *diviseur*, $\dfrac{30}{1/6} = \dfrac{15}{1/12} = \dfrac{10}{1/18}$.

APPLICATION DES GRANDEURS
DIRECTEMENT OU INVERSEMENT PROPORTIONNELLES
c'est-à-dire variant en rapport direct ou en rapport inverse.

RÈGLE DE TROIS ou RÈGLE D'OR.
Réduction à l'unité (la plus petite).

Quel est le capital qui, placé à 6 p. % par an, a rapporté 30 fr. en 15 mois?

Question. —	Pour rapporter	30 fr. en	15 mois, il faut placer			*x* fr.
Hypothèse. si	—	—	6 fr.	12 —	—	100 fr.
Analyse {	— .	—	1 fr.	12 —	—	6 fois moins ;
	—	—	1 fr.	1 —	—	12 fois plus ;
Synthèse {	—	—	30 fr.	1 —	—	30 fois plus ;
	—	—	30 fr.	15 —	—	15 fois moins.

Réponse, $x = \dfrac{100 \text{ f.} \times 12 \times 30}{6 \times 15}$, ou $100 \text{ f.} \times \dfrac{30}{6} \times \dfrac{12}{15}$

CHAPITRE Iᵉʳ.

DISPOSITION NOUVELLE A DONNER AUX RÈGLES DE TROIS.

Question bien posée est presque résolue (Prov.)

Les développements qu'a reçus aujourd'hui l'Arithmétique, et le bon ordre suivant lequel elle est exposée dans les nombreux traités que nous possédons, ne laissent guère de chance à des découvertes de quelque valeur dans cette *science*. Il n'en est pas de même dans l'*art* du *calcul*: car les savants auteurs qui ont exposé la *théorie* avec tant d'ordre et de clarté, ont presque tous négligé la *pratique*, c'est-à-dire la partie qui doit surtout nous occuper.

Pour n'en citer qu'un exemple, je ferai remarquer que la découverte, en 1800, de la *méthode de réduction à l'unité* par le baron Reynaud, a été publiée alors par ce savant annotateur et continuateur de Bezout, sous le titre d'*Introduction à l'Algèbre;* mais que les excellents auteurs qui l'ont suivi, Lacroix, Bourdon, Cirodde, n'en ont pas dit un mot. L'usage universel qu'on en fait aujourd'hui, pour la résolution des problèmes d'arithmétique, a obligé les auteurs contemporains, que je n'essayerai pas d'énumérer, à l'exposer dans leurs traités; et il y a lieu de s'étonner qu'aucun n'ait jusqu'ici indiqué la réforme que je propose.

De même qu'un *théorème* renferme deux parties distinctes, l'*hypothèse* et la *conclusion;* de même, on le sait, un problème contient deux parties : l'*inconnue*, renfermée dans la *question proposée*, et les *données* comprises surtout dans l'*hypothèse ou supposition.* Ces deux parties sont faciles à apercevoir dans l'exemple suivant, que j'emprunte à Bourdon.

« On demande le prix de 384 kilog. d'une certaine marchandise, en supposant que 25 kilog. de la même marchandise aient coûté 650 fr. »

Cette division n'a échappé à aucun auteur, et *tous* jusqu'ici disent que, pour résoudre facilement cette question et les semblables, il faut *les écrire sur deux lignes, les nombres de même espèce l'un sous l'autre, de manière que l'inconnue, x, soit dans la seconde ligne, le plus souvent à la fin.*

Aussi la disposition universellement adoptée est la suivante :

Si 25 kilog. coûtent 650 francs.
384 —.   —   x —

C'est précisément cette *disposition* qu'il s'agit de réformer : car c'est celle d'un *théorème*, qui s'énonce et se *démontre* en allant *du connu à l'inconnu*, c'est-à-dire par la *synthèse;* tandis qu'un *problème* doit *se résoudre* par l'*analyse*, en allant *de l'inconnu au connu* d'abord (1), et pour cela s'écrire ou se *poser* dans le même ordre.

Voici en effet ce qu'on lit dans la Logique de Port-Royal, écrite par Arnauld, il y a plus de deux siècles (1664); et ce passage est presque la reproduction de ce que Pascal avait déjà dit au commencement de son traité *de l'esprit géométrique*. (2)

« On peut appeler généralement méthode l'art de bien disposer une suite de plusieurs
» pensées, ou pour découvrir la vérité quand nous l'ignorons, ou pour la prouver
» aux autres quand nous la connaissons déjà.

» Ainsi, il y a deux sortes de méthodes : l'une pour découvrir la vérité, qu'on
» appelle *analyse* ou *méthode de résolution*, et qu'on peut aussi appeler *méthode*
» *d'invention*; et l'autre pour la faire entendre aux autres, quand on l'a trouvée, qu'on
» appelle *synthèse* ou *méthode de composition*, et qu'on peut aussi appeler *méthode*
» *de doctrine* »

» On ne traite pas d'ordinaire par *analyse* le corps entier d'une science, mais on
» s'en sert seulement pour résoudre quelque *question*. » (3)

Puis vient un passage emprunté à Descartes, sur les différentes sortes de questions, physiques et mathématiques surtout, et qui se termine ainsi :

« *Or, de quelque nature que soit la question que l'on propose à résoudre, la*
» *première chose qu'il faut faire, est de concevoir nettement et distinctement*
» *ce que c'est précisément qu'on demande, c'est-à-dire quel est le point précis de la*
» *question.* »

Guidé par ces maîtres éminents de l'esprit humain, je n'hésite pas à rompre avec la marche ordinaire, n'ayant pour elle que la routine, et j'écris ainsi le problème ci-dessus.

Question proposée.   384 kilog. coûtent   *x*

Supposition ou Hypothèse. Si   25   —   —   650 francs.

Les termes que j'emploie ici pour désigner les deux parties de l'énoncé, et dont on ne contestera pas la parfaite exactitude, sont de mon application : il est probable que si quelque auteur se fût avisé de les employer, les deux *contre-sens* que l'on fait en adoptant la première disposition ci-dessus, l'eussent averti et ainsi empêché de faire ce *contre-bon-sens*. (4)

Ceux qui paraissent avoir exposé avec le plus de soin ces sortes de questions, ont trouvé que ce que je nomme *hypothèse* formait la *première partie de la question* :

---

(1) *L'analyse va de l'inconnu au connu.* Il suffit, pour s'en convaincre, de se rappeler le commencement, exprimé ou sous-entendu, de toutes les solutions analytiques des problèmes d'algèbre ou de géométrie. « *Je suppose le problème résolu, et que x soit la quantité cherchée* (numérique ou géométrique). » Alors vient l'indication des relations numériques ou de position existant entre cette inconnue et les quantités données, indication qui se fait par les procédés du calcul ou par une construction graphique.

Ces relations, modifiées ou transformées dans leur expression, combinées et complétées au moyen des connaissances précédemment acquises, en fournissent enfin une dernière, qui permet de *construire* l'inconnue (toujours numériquement ou graphiquement).

En algèbre, ces deux parties de la solution, indiquées nettement par Clairaut, se nomment la *mise en équation*, et la *résolution de l'équation*. Depuis, Bezout et après lui Lacroix ont donné une *règle* pour la *mise en équation* (voir p. 44); quant aux *règles* pour la *résolution*, on les trouve dans tous les traités d'algèbre, et elles varient selon le *degré* de l'équation.

(2) Voir page 42.

(3) Logique de Port-Royal, quatrième partie, *De la Méthode*, chap. II, reproduit p. 46.

(4) Le mot *proposée* veut dire, en effet, *posée avant*; et les mots *supposition et hypothèse* signifient ce qui est *mis en dessous*.

double erreur, car ce n'est nullement la *question*, à moins qu'on ne prenne ce mot dans le sens général de *problème*, et alors encore ce n'en est pas la *première partie*.

Le vice de cette dénomination est si évident, qu'un ouvrage publié depuis peu, tout en conservant l'ancienne disposition, désigne les deux parties de l'énoncé sous les noms de 1re *période*, 2e *période* (M. Sabaté, p. 214), ce qui ne vaut guère mieux. M. Guilmin dit plus exactement « les deux séries de grandeur » v. p. 24.

Au point de vue de la langue, dont l'étude forme la principale branche de l'enseignement primaire, et par conséquent ne doit jamais être négligée, je ferai remarquer à mes collègues que la nouvelle disposition fournit une *construction logique* ou *directe*, tandis que l'ancienne fournit une *phrase inverse*, en même temps qu'elle est contraire aux règles de *logique* exposées ci-dessus.

Cette manière d'écrire le problème, que personne jusqu'ici n'a pratiquée ni formulée, répond cependant bien aux besoins constatés et au désir exprimé par les auteurs ou écrivains contemporains qui s'occupent d'enseignement, notamment par les rédacteurs de deux de nos meilleurs journaux pédagogiques, le *Journal des instituteurs*, qui n'a pas cessé d'être intéressant et utile en cessant d'être officiel, et l'*Éducation*, auquel nous souhaitons la bien-venue et le succès qu'il mérite.

On lit dans le premier, au n° 2 de cette année (p. 27), un article de M. Lagarrigue, qui reproduit presque notre épigraphe : « Nous avons posé plusieurs fois comme principe » et nous ne saurions trop répéter, *qu'une question bien comprise est à moitié* » *résolue.* » Enfin on trouve ceci dans le second (p. 40, n° 5, 1874, 1re année) :

Nota : « Le maître doit toujours demander à l'enfant la *conclusion* du problème ; » c'est un autre moyen de le faire réfléchir, et de lui faire pénétrer le sens de » l'énigme *proposée.* »

Remarquons en passant le mot *conclusion* au lieu du mot *question:* c'est la conséquence de l'abus auquel je veux remédier, et qui consiste à traiter un *problème* comme un *théorème*, c'est-à-dire par la *synthèse*, tandis qu'il doit être *résolu* par l'*analyse*.

En disant ci-dessus qu'aucun auteur n'a indiqué la disposition que je propose, je n'oublie pas, comme je l'ai constaté ailleurs (Bulletin n° 5), que M. Guilmin, il y a vingt ans, l'a signalée à cause de l'avantage qu'elle offre dans la solution par les rapports, et sur lequel nous reviendrons ; mais il ne l'a jamais employée dans ses nombreux et excellents ouvrages, quoiqu'il semble décidé à le faire.

Je pourrais m'arrêter ici, car je viens d'exposer *ce que la logique commande de faire ;* et si nous ne devons pas apprendre à nos élèves *les préceptes* de cet *art de penser et de raisonner*, nous devons le pratiquer, et en suivre les règles dans nos leçons comme dans notre conduite, c'est-à-dire l'enseigner par l'*exemple*. Tel est cependant le caractère de l'esprit humain, telle est la force de l'habitude, que je crains de voir les raisons que je viens d'exposer, sinon combattues en elles-mêmes, peut-être au moins dédaignées, sous prétexte que le but à atteindre n'en vaut pas la peine, que le changement proposé est insignifiant.

Eh bien ! non, il n'est pas indifférent d'apprendre à nos enfants à respecter ou à braver les règles de la logique et du bon sens, c'est-à-dire à raisonner juste ou faux ; il n'est pas indifférent non plus de les soumettre inutilement à des exercices fatigants et inutiles, quand nous pouvons les leur épargner, surtout si les habitudes que nous leur faisons ainsi contracter péniblement doivent nuire à la suite de leurs études ou de leurs travaux.

Que dirait-on d'un maître qui obligerait ses élèves à *marcher sur les mains* ?

CHAPITRE II.

AVANTAGES DE CETTE DISPOSITION.

Qui veut la fin veut les moyens (PROVERBE).

Si le changement que je réclame est insignifiant en lui-même, et par suite facile à adopter, il n'en est pas de même des avantages qu'il produit, aussi bien dans la *solution par l'unité* que dans la *solution par les rapports*, dont j'ai déjà dit un mot.

Avant d'examiner en détail ces deux méthodes ou procédés (1), je veux montrer sur des exemples, les avantages généraux de la réforme proposée, indépendamment du genre de solution adopté.

Ces avantages consistent principalement dans la facilité apportée :

1° dans la *disposition* des nombres nécessaires, lorsqu'ils sont donnés ;

2° dans la *recherche* des mêmes nombres, lorsqu'ils sont inconnus.

§ 1. Facilité dans la DISPOSITION des nombres nécessaires lorsqu'ils sont donnés.

Laissant de côté la satisfaction accordée par ce moyen aux exigences de la logique, je dis d'abord que *cette disposition facilite le travail de l'élève*, si les nombres nécessaires à la solution sont contenus dans l'énoncé.

Lorsque le problème est formulé comme celui de Bourdon, que j'ai pris pour exemple ci-dessus, c'est-à-dire quand la question se trouve au commencement de l'énoncé, on m'accorde que la disposition nouvelle est plus facile, parce qu'elle est fournie immédiatement par cet énoncé ; mais, ajoute-t-on, dans la plupart des cas la question est à la fin du problème, de même que la conclusion d'un théorème (2), contrairement à l'exemple que j'ai choisi : et alors la disposition nouvelle, exigeant le renversement de l'énoncé, est plus difficile.

Je réponds à cela avec Descartes, que, quelle que soit la place occupée par la question dans le problème, la *première chose à faire* est toujours de *reconnaître cette question*, si l'on veut la résoudre ; et j'ajoute que, l'ayant trouvée, il est naturel de

---

(1) On dit généralement, *méthode* de réduction à l'unité, et *méthode* des rapports ; mais ce nom de *méthode* convenant mieux à l'analyse et à la synthèse, il serait plus exact de dire *procédé de réduction à l'unité, ou des rapports*. Pour ne pas contrarier l'usage et éviter toute équivoque, je dirai *solution par l'unité, solution par les rapports*.

(2) *In cauda venenum*, dirait plaisamment un latiniste.

l'écrire : car alors les nombres de l'hypothèse viennent se ranger, naturellement aussi, sous ceux de la question.

Pour écrire l'hypothèse d'abord, et en faire un membre de phrase propre à faciliter le raisonnement (1), il faut que l'élève ait préalablement reconnu et formulé mentalement la question, *dans l'ordre convenable*, et qu'il la tienne en réserve dans son esprit, pendant qu'il écrit, dans le même ordre, cette prétendue *première partie de la question*.

Cela me rappelle involontairement ce que M. Gérusez (Études littéraires, p. 229), dit de Boileau, « qui, pour faire deux vers rimant ensemble, avait soin de faire d'abord le second ; » et je ne puis me défendre de la comparaison, triviale peut-être mais juste, par laquelle je terminais le chapitre précédent.

A ceux que ces raisons ne convaincraient pas encore, je citerai ce que dit Bezout, *de la Règle de Trois inverse et simple* : ils y verront que cet auteur avait probablement entrevu la réforme que je préconise.

« Quelques Arithméticiens ont prescrit, pour le cas présent, une règle assujettie à
» l'énoncé de la question ; nous ne suivrons point leur exemple : c'est la nature de la
» question, et non pas son énoncé (*qui souvent est vicieux*), qui doit diriger dans la
» résolution. »

Il aurait pu en dire autant de toutes les *Règles de trois*, *directes ou inverses*, *simples ou composées* ; et l'on verra par les exemples empruntés à son Arithmétique, qu'il ne lui a manqué qu'une chose, *aller de l'inconnu au connu*, c'est-à-dire se conformer à l'*analyse*, pour épargner à ses successeurs un siècle d'erreur et le travail actuel.

Ce que j'avance sur *la facilité* apportée ainsi dans la *disposition* des nombres de l'hypothèse, est tellement vrai, que dans le cas d'une simple multiplication ou division, il peut être utile, presque nécessaire même, d'y avoir recours. Cela arrive lorsque la longueur de l'énoncé empêche de voir si les *nombres nécessaires* sont donnés dans l'*ordre convenable* ; car, de même que la place relative des deux parties du problème est arbitraire, de même l'ordre dans lequel les nombres y sont donnés, n'ayant rien de fixe, peut-être contraire à celui dans lequel il faut les utiliser.

On me permettra à cet égard de me citer moi-même, en choisissant mes exemples dans un recueil de problèmes, que j'ai tâché de rendre plus pratique que ceux du même genre (2). Je prends à dessein deux questions inverses l'une de l'autre, et se résolvant au moyen des mêmes données.

N° 1. La distance du pôle à l'équateur ayant été trouvée de 5.130.740 toises, dont
« on a fait 10.000.000 de mètres, on demande la valeur d'une toise en mètres, à moins
« d'un demi-centième de millimètre.

N° 5. Déduire des données du problème 1, la longueur du mètre en pieds, pouces et
« lignes, à moins d'un demi-centième de ligne, sachant que la toise valait 6 pieds, le
« pied 12 pouces, et le pouce 12 lignes.

---

(1) Afin de mieux montrer la *relation* (*directe ou inverse*) suivant laquelle la *cause* agit sur l'*effet*, il est souvent avantageux de commencer ainsi : *Pour.... il faut... x.*

(2) Programme d'un cours d'arithmétique, 1866.

Pour résoudre chacun de ces problèmes, on se servira de l'une des deux égalités suivantes :

$$5.130.740 \text{ toises} = 10.000.000 \text{ de mètres.}$$
$$10.000.000 \text{ de mètres} = 5.130.740 \text{ toises.}$$

Mais de laquelle partira-t-on pour le premier, et de laquelle pour le second ?

Il est évident qu'on ne peut être guidé dans ce choix par l'ordre dans lequel les nombres sont donnés dans le problème, puisqu'il est arbitraire ; mais bien par la *question* : soit qu'on l'écrive d'abord, comme je le propose, soit qu'on la formule mentalement et qu'on en conserve l'ordre dans la pensée, pour trouver celui que l'on doit donner à l'hypothèse.

Or, nos élèves sont peu capables de ce travail mental, et ils voient beaucoup mieux par les yeux du corps que par ceux de l'esprit.

Mettons donc la question sous leurs yeux d'abord : nous aurons ainsi une *construction logique*, au point de vue *philosophique*, comme sous le rapport *grammatical*, et le reste se fera tout seul.

Comme preuve de ce que j'avance, si l'on double la difficulté en réunissant les deux questions sur une même ligne, de la manière suivante :

$$(1).\ 1 \text{ toise} = x \text{ m.} \qquad (5).\ 1 \text{ m.} = x \text{ pieds,}$$

il n'est aucun élève qui hésite un instant entre les deux égalités ci-dessus, pour achever l'écriture abrégée de chaque énoncé.

Il sera à peine nécessaire de l'avertir que, les deux nombres placés l'un sous l'autre devant toujours être de même espèce, il doit dans le deuxième exemple, réduire les toises en pieds ou en pouces, pour que le mètre soit exprimé en unités de cette espèce : car il sait que le résultat de la multiplication ou de la division est de même nature que le premier nombre donné (multiplicande ou dividende) ; à moins que ce ne soit un *quotient* proprement dit (1), abstrait alors, ce qui n'est pas le cas ici.

Il en serait de même pour *réduire des francs en livres ou des livres en francs*, sachant d'ailleurs que 81 *livres valaient* 80 *francs*. (Concours général des Lycées de Paris, en 1865). *Traité d'Arithmétique*, par M. E. Burat, p. 185.

§ 2. Facilité dans la RECHERCHE des nombres nécessaires lorsqu'ils sont inconnus.

Je viens de rappeler que les *nombres nécessaires* sont des *nombres de même espèce* que ceux de la question ; j'ajoute, comme je l'ai fait ailleurs (2), qu'ils doivent être *comparables*, c'est-à-dire formés de la même manière, placés dans les mêmes *conditions*, etc., etc.

(1) Voir mes Observations sur la multiplication et la division.
(2) Probl. d'examen.

Or, il arrive très-souvent que les nombres immédiatement nécessaires à la solution d'un problème, ne sont pas donnés directement ou explicitement dans l'énoncé : là disposition nouvelle, c'est-à-dire l'écriture préalable de la question, indique facilement quels sont ces nombres nécessaires, et permet de s'occuper sûrement de leur recherche ; tandis qu'ils seraient souvent fort difficiles à démêler au milieu de la complication de l'énoncé, et que l'on pourrait, sans cette précaution, perdre le temps en calculs inutiles.

A l'appui de ce que j'avance, je prendrai pour exemples les problèmes proposés à Lille, en 1873, aux aspirants à l'école des arts et métiers de Châlons, et ceux qui ont été donnés pour le brevet de capacité dans les cinq départements de l'Académie de Douai, à la première session de 1874.

Avant de les résoudre, je citerai encore quelques mots de Descartes et d'Arnauld, qui me paraissent trouver naturellement leur place ici :

Le premier dit, après avoir montré, par un exemple vulgaire, l'application de la règle citée ci-dessus (p. 10) :

« Or, encore que dans toute question il y ait quelque chose d'inconnu, autrement il n'y aurait rien à chercher, il faut néanmoins que cela même qui est inconnu, soit marqué et désigné par de certaines conditions qui nous déterminent à chercher une chose plutôt qu'une autre, et qui puissent nous faire juger, quand nous l'aurons trouvée, que c'est ce que nous cherchions. »

» Et ce sont ces conditions que nous devons bien envisager d'abord, en prenant garde de n'en point ajouter qui ne soient pas enfermées dans ce que l'on a proposé, et de n'en point omettre qui y seraient enfermées ; car on peut pécher en l'une et en l'autre manière. »

Puis, il conclut : « *Lors donc qu'on a bien examiné les conditions qui désignent et* » *qui marquent ce qu'il y a d'inconnu dans la question, il faut ensuite examiner* » *ce qu'il y a de connu, puisque c'est par là qu'on doit arriver à la connaissance* » *de ce qui est inconnu : car il ne faut pas nous imaginer que nous devions trouver* » *un nouveau genre d'être, au lieu que notre lumière ne peut s'étendre qu'à* » *reconnaître que ce que l'on cherche participe en telle et telle manière à la nature* » *des choses qui nous sont connues.*

Et Arnauld ajoute : « *Or, c'est dans l'attention que l'on fait à ce qu'il y a de* » *connu dans la question que l'on veut résoudre, que consiste principalement* » *l'analyse ; tout l'art étant de tirer de cet examen beaucoup de vérités qui puissent* » *nous mener à la connaissance de ce que nous cherchons.* »

Dans l'application que nous faisons ici de ces principes, *les conditions qui désignent et qui marquent ce qu'il y a d'inconnu dans la question*, ce sont, comme je l'ai indiqué ci-dessus, *les conditions* dans lesquelles les nombres inconnus ont été placés, ou formés, les *conditions* suivant lesquelles ils sont combinés, etc., pour produire les nombres donnés ; et les nombres que j'appelle *nombres nécessaires*, tirés de ce qu'il y a de connu, remplacent *les vérités qui peuvent nous mener à la connaissance de ce que nous cherchons.*

Voici maintenant les problèmes d'arithmétique dont j'ai parlé plus haut. Si nous appliquons à ces questions la réforme qui précède, ce sera le meilleur moyen d'en montrer l'utilité, peut-être même d'en faire reconnaître la nécessité.

Aspirants à l'école de Châlons. I. Un industriel fait deux achats de charbons : d'un achat à l'autre, le charbon a augmenté de 20 p. 0/0 de sa première valeur, et il paye la seconde fois 21 fr. la tonne. On demande combien, la première fois, il a payé l'hectolitre, sachant que l'hectolitre de charbon pèse 80 kilog.

SOLUTION. *Ce qu'il y a d'inconnu* dans la question étant évidemment ici le *prix ancien* **de l'hectolitre**, on voit que *ce qu'il y a de connu* c'est le *prix nouveau* **de la tonne**, 21 fr., et les *conditions* d'augmentation qui ont amené ce dernier prix. Or, pour trouver le *premier prix* de l'hectolitre, il faudrait d'abord connaître le *second prix* de la même mesure, puis en déduire le 1er au moyen de l'augmentation ; ou bien il faut chercher le prix ancien de la tonne, pour en déduire celui de l'hectolitre au moyen du poids de cet hectolitre.

Le *nombre comparable* à 21 fr., étant non pas 100 fr., mais bien 120 fr., qui renferme comme 21 fr., le *prix ancien et l'augmentation*, on aura donc, selon la marche adoptée, à résoudre d'abord l'une des règles de trois suivantes :

80 kilog. coûtent *x* fr.	Ce qui coûte 21 fr. coûtait *x* fr.
quand 1000 kilog. — 21 fr.	si — 120 fr. — 100 fr.

On trouvera facilement, par l'unité ou par les rapports,

$$x = \frac{21 \text{ fr.} \times 80}{1000} = 1 \text{ fr. } 68, \qquad x = \frac{100 \text{ fr.} \times 21}{100} = 17 \text{ fr. } 50.$$

Le résultat auxiliaire étant trouvé, on en déduira la réponse à la question proposée au moyen de l'un de ces problèmes simples ;

Ce qui coûte 1 fr. 68 coûtait *x* fr.	80 kil. coûtaient *x* fr.
si — 120 — 100 fr.	quand 1000 — — 17 fr. 50.

On trouve en effet, pour réponse à chacun de ces problèmes,

$$x = \frac{100 \text{ fr.} \times 1,68}{120} = 1 \text{ fr. } 40, \qquad x = \frac{17 \text{ fr. } 50 \times 80}{1000} = 1 \text{ fr. } 40$$

Preuve. En effet, l'augmentation de 20 p. 0/0, ou de 0,2, représente 1 fr. 40 × 0,2 = 0 fr. 28 ; ajoutée à 1 fr. 40, cela donne bien 1 fr. 68.

Remarque. Si l'on rapproche les deux routes suivies, pour arriver au résultat, on verra qu'elles consistent toutes deux à déduire un prix ancien du prix nouveau correspondant, et à comparer le poids de l'hectolitre (80 kilog.), et par suite son prix, à celui de la tonne : les deux marches ne diffèrent que par l'ordre dans lequel se font ces deux comparaisons.

II. Un particulier place les 35/100 de son capital à 4 p. 0/0, les 45/100 à 5 p. 0/0, « le reste à 6 p. 0/0. Il se fait ainsi un revenu annuel de 15132 fr. Quel est le capital « et quelles sont ses différentes parties?

SOLUTION. L'inconnue étant ici le capital placé à 4, à 5 et à 6 p. 0/0, les *données* sont les *conditions du placement* et le *revenu annuel* 15132 fr. Or, *nous tirerons facilement de l'examen de ce qu'il y a de connu, une vérité qui puisse nous mener à la connaissance de ce que nous cherchons.*

Cette *vérité* consiste dans l'énoncé de ce que rapporte annuellement un certain capital, 100 fr. par exemple, placé *dans les conditions indiquées*: c'est donc à la *recherche* préalable de ce *revenu annuel, comparable* à 15132 fr., qu'il faut s'appliquer d'abord.

On trouve facilement que, dans chaque centaine de francs du capital, il y a

$$35 \text{ fr. à } 4 \text{ p. \%} \text{ qui rapportent } 0 \text{ fr. } 04 \times 35 = 1 \text{ fr. } 40$$
$$45 \text{ fr. à } 5 \text{ p. \%} \quad — \quad 0 \text{ fr. } 05 \times 45 = 2 \text{ fr. } 25$$
$$20 \text{ fr. à } 6 \text{ p. \%} \quad — \quad 0 \text{ fr. } 06 \times 20 = 1 \text{ fr. } 20$$

ou $\quad$ 100 fr. à 4, 5 et 6 p.% $\quad$ — $\qquad\qquad\qquad$ 4 fr. 85

Le problème ainsi préparé ne présentera plus rien de difficile, puisqu'il y a proportionnalité entre les deux capitaux d'une part (le capital inconnu et 100 fr.), et les deux revenus annuels (15132 fr. et 4 fr. 85), d'autre part. D'après ce qui a été dit au chapitre Ier, on le disposera de la manière suivante :

Question proposée: 15132 fr. revenu annuel, proviennent de x placé à 4, à 5 et 6 p. 0/0, par an
Hypothèse $\quad$ si 4 fr. 85, $\qquad$ — $\qquad$ — $\qquad$ 100 fr. $\qquad\qquad$ —

En le résolvant par l'unité, ou mieux par les rapports, on trouvera facilement,

$$x = \frac{100 \text{ fr.} \times 15.132}{4,85} = 312.000 \text{ fr.}$$

Preuve. En vérifiant, comme on l'a fait au problème précédent, et comme il est bon de l'exiger toujours des élèves,— car cela les fait repasser sur les *conditions* de l'énoncé et leur en montre l'importance, — on trouve que 312000 est bien le capital cherché.

Remarque. J'ai écrit la *question* aussi *complète* que possible; j'aurais *pu*, et peut-être même *dû*, l'écrire ainsi tout d'abord : car, comme on vient de le voir pour la détermination du nombre auxiliaire 4 fr. 85, c'est seulement « *lorsqu'on a bien examiné les conditions qui désignent et qui marquent ce qu'il y a d'inconnu dans la question*, qu'il faut examiner ce qu'il y a de connu. »

Pour ne pas fatiguer le lecteur, je lui laisserai le soin de vérifier l'application de ce principe dans les solutions suivantes, où je me contenterai, pour abréger, d'indiquer le *nombre auxiliaire* dont la recherche est *nécessaire*.

III. *Aspirantes, brevet simple*. Un poteau vertical est partagé en trois parties. L'une blanche, a 0^m, 4 de long ; l'autre bleue, vaut les 5/12 de la longueur totale ; et la longueur de la troisième, qui est noire, s'obtient en ajoutant 0^m,70 aux 2/9 de la longueur du poteau. Quelles sont les longueurs de la partie bleue et de la partie noire?

— Des deux questions contenues dans ce problème, la plus facile est évidemment celle qui a pour but de déterminer la partie bleue, parce qu'elle est exprimée plus simplement que la partie noire: on a donc pour

Question proposée : la partie bleue, ou les 5/12 de la longueur du poteau, = x ^{m}.

Pour la résoudre, il faut nécessairement avoir des nombres *comparables* à ceux de cette question, savoir :

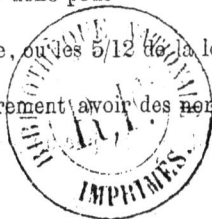

1º une fraction de la longueur totale, pour la placer sous 5/12 de cette même longueur, et 2º le nombre correspondant de mètres, pour le placer sous x m.

Un peu d'attention et de réflexion montrera que la fraction *nécessaire*, c'est la longueur totale diminuée de ses 5/12 et de ses 2/9 réunis, ou de ses $\dfrac{15+8}{36} = \dfrac{23}{36}$ c'est-à-dire la fraction 13/36, et que la longueur en m. est de $0^m,70 + 0^m,47 = 1^m,17$.

Les deux parties du problème s'écriront donc ainsi :

Question : La partie bleue, c'est-à-dire les 5/12 ou les 15/36 du poteau $= x$ m.

Hypothèse : si les 13/36 — $= 1$ m,17

On déterminera de même les 2/9 ou les 8/36, puis en y ajoutant $0^m,70$, on aura la partie noire.

IV. *Aspirantes, brevet complet*. Deux personnes se sont partagé un héritage, il y a un an et demi. L'une, qui a reçu les 2/9 de l'héritage de plus que l'autre, a immédiatement placé sa part à intérêts, à 6 p. 0/0, et elle obtient ainsi en tout, une somme qui lui permet d'acheter une inscription de rente de 500 fr., en trois pour cent, au cours de 58 fr. 25. Quelle était la valeur de l'héritage ?

Nota. On tiendra compte du courtage, dans l'achat du titre de rente.

— Ici la recherche des nombres *nécessaires* donnera à la solution une marche *rétrograde*. Ainsi on cherchera la somme consacrée à l'achat de la rente, par ce problème simple :

500 fr. de rente coûtent x
si 3 — — 58 fr. 25

En résolvant, (soit par les rapports, soit par l'unité), afin d'abréger notre raisonnement, on trouve

$$x = \frac{58 \text{ fr., } 25 \times 500}{3} = 9708 \text{ fr., } 33$$

Courtage 1/8 p. % $=$ 12 fr. 14.

Cette somme de 9720 fr. 47.

représente le capital reçu d'abord par la première personne, augmenté de son intérêt pour 1 an 1/2, à 6 p. 0/0.

Le nombre *nécessaire*, x, pour produire ainsi 9720 fr. 47, c'est-à-dire la part de la première personne fournit donc cette

Question : 9720 fr. 47 (capital et intérêts de 18 mois à 6 p. 0/0), proviennent de x,

qui conduit à chercher un nombre *comparable* à 9720 fr. 47, c'est-à-dire un capital quelconque, 100 fr., par exemple, augmenté de son intérêt pour 18 mois à 6 p. 0/0 : on obtient ainsi pour

Hypothèse : si 109 fr. (capital et intérêts..........), proviennent de 100 fr.

Ayant enfin trouvé ce capital, on cherchera *quelle partie* il est de l'héritage inconnu, en remarquant qu'il en contient les 2/9, plus la moitié du reste ou des 7/9 ; puis on trouvera l'héritage demandé par un problème analogue à celui du numéro précédent, et qui se rencontre souvent dans les fractions, comme nous l'avons dit ailleurs (1).

V. *Aspirants, brevet simple.* En ajoutant à une certaine somme d'argent son propre tiers, on obtient une nouvelle somme qui, placée à intérêts pendant huit mois, à 6 p. 0/0, devient en tout, 1850 fr. Quelle est la première somme?

— On pourrait encore, comme on vient de le faire, *remonter* de proche en proche du dernier nombre *donné* au nombre *inconnu*. Pour varier, cherchons directement un *nombre comparable* à 1850 fr., et le problème se réduira à une petite règle de trois simple.

Comme ce nombre *comparable* à 1850 fr. est arbitraire, celui dont il provient l'est également : ils sont seulement liés l'un à l'autre par *les conditions* de l'énoncé, auxquelles il faut faire la plus grande attention, comme on l'a vu ci-dessus. Pour simplifier les calculs, prenons une somme *auxiliaire* telle que son tiers soit facile à obtenir; soit donc 300 fr. cette somme *supposée* : augmentée de son tiers, *comme l'inconnue*, elle devient 400 fr., et cette somme placée à intérêt, *comme la deuxième inconnue*, pendant 8 mois à 6 p. %, devient *en tout*, 416 fr. On a donc le problème suivant :

Question : 1850 fr. (cap. et int. à 6 0/0 après 8 mois) proviennent de x
Hypothèse : si 416 — — — 300 fr.

La solution par l'unité, ou mieux par les rapports, fournira facilement la réponse.

VI. *Aspirants, brevet complet.* Une personne verse, d'année en année, chez un banquier, une somme de 1000 fr., à quatre reprises différentes. Au milieu de la 5e année, elle retire 850 fr., et demande ce qui lui est dû à l'expiration de la 5e année.

En supposant l'intérêt de 5 p. 0/0, et capitalisé à la fin de chaque année, que recevra cette personne?

— Pour résoudre ce problème, faisons un placement *comparable* à celui de 1000 fr., c'est-à-dire dans les *mêmes conditions* (annuel, à 5 p. 0/0, etc.), et tel que nous puissions facilement voir ce qu'il fournit après cinq ans : ce résultat sera le nombre *auxiliaire comparable* au nombre inconnu, si nous négligeons le prélèvement de 850 fr. Supposons que ce versement soit de 100 fr. ou mieux de 1 fr. Comme il a lieu à la fin de chaque année, le premier franc est placé 4 ans et devient $1.05^4 = 1.215506$

le deuxième — 3 — $1.05^3 = 1.157625$
le troisième — 2 — $1.05^2 = 1.1025$
le quatrième — 1 — $1.05^1 = 1.05$

donc 1 fr. placé chaque année fournit. 4.525631
et 1000 fr. placés de même fourniraient. . . . . . . 4525 fr. 63

Il reste à déduire de cette somme les 850 prélevés au milieu de la cinquième année et leur intérêt pour 6 mois.

On voit ici que l'un des *nombres comparables* étant l'unité, le problème final se réduit à une simple multiplication, et que le placement de 1000 fr. au lieu de 1 fr. pour chaque *annuité*, fait de 1000 fr. un *facteur commun* des quatre résultats

(1) Énoncés des Probl. d'examen, p. 48.

partiels ci-dessus, et par suite un *facteur de leur somme*, comme on l'explique d'une façon plus savante en *mettant ce facteur commun en évidence.*

Enfin les quatre puissances ci-dessus, dont la théorie des intérêts composés rend très-facilement compte, forment une progression géométrique dont on peut calculer la somme par une formule (1). Comme cela m'eût écarté de mon but, je me suis contenté de prendre les résultats, au lieu de les calculer, dans l'*Annuaire du bureau des longitudes*, qui donne même immédiatement leur somme.

On trouve dans cet annuaire (2) toutes les tables nécessaires pour le calcul rapide des questions d'*intérêts composés*, d'*annuités* et d'*amortissements*; car comme tous les résultats sont calculés *pour* 1 *franc* de capital primitif ou final, c'est-à-dire pour 1 *franc* placé une seule fois, ou annuellement, puis pour 1 *franc* à réaliser dans un temps donné par un seul placement ou par des versements annuels, toutes ces questions se résolvent comme la précédente, par une simple multiplication.

Ces tables, ne renfermant au fond que des *rapports simples*, comme celles des *densités* et des *coefficients de dilatation* contenues aussi dans l'annuaire, peuvent cependant être regardées comme un exemple très-remarquable de **réduction à l'unité :** — le choix d'une *unité déterminée*, **un franc**, au lieu de laisser la quantité *arbitraire*, transforme ces rapports, toujours *abstraits*, en *nombres concrets* ; — et l'on sait que « la répugnance pour les idées abstraites » est restée ce qu'elle était « à l'origine des sciences. » (M. Faye, Cosmographie, p. 50.)

---

(1) Problèmes d'Examen, p. 76.

(2) Un volume de 500 pages, avec une notice scientifique par M. Faye, membre de l'Institut. — Paris, Gauthier-Villars; prix, 1 fr. 50.

CHAPITRE III.

SOLUTION PAR L'UNITÉ

Ce moyen si commode et aujourd'hui universel de résoudre les *règles de trois* ou la *règle d'or* des anciens, a été trouvé et publié, comme je l'ai déjà dit, par le baron Reynaud en 1800, sous le titre d'*Introduction à l'Algèbre* (1).

Ce titre, qui peut paraître singulier, est plus exact qu'on ne le croirait au premier abord : on verra, en effet, qu'une règle de trois, résolue par l'unité, peut être regardée comme le type de l'application de *l'analyse* à la solution d'un problème numérique ; et l'on sait que *l'algèbre*, par les procédés d'investigation qu'elle emploie, est la partie des Mathématiques la plus propre aux recherches, et a mérité ainsi le nom d'*Analyse*, qu'on lui donne seul dans ses parties les plus élevées.

Le *traité d'Arithmétique* de Reynaud, auquel j'emprunte le renseignement historique qui précède, donne la *solution par l'unité* de plus de 80 problèmes renfermant des règles de trois, de société, d'intérêt, d'escompte, d'alliage, etc ; mais il ne dit rien de la *disposition préalable* du problème, dans laquelle se trouve le moyen de découvrir les *nombres nécessaires*, quand ils ne sont pas donnés, et qui constitue le fond de la réforme proposée. Cette lacune est d'autant plus regrettable que, si Reynaud eût traité cette partie importante, il l'aurait certainement indiquée comme je le demande, et non comme l'ont fait maladroitement ses successeurs : et au lieu d'avoir aujourd'hui à lutter pour détruire un abus, une absurdité enracinée par une durée de trois quarts de siècle, nous n'aurions qu'à appliquer sa méthode entière et à l'admirer.

Cette marche ainsi perfectionnée, paraît en effet le *nec plus ultrà* de la simplicité ; et il n'y a pas un élève *comprenant* ce que sont la *multiplication* et la *division*, qui éprouve la moindre peine dans son emploi. Il y a cependant quelques observations à faire, pour en rendre l'usage plus facile encore : c'est d'abord de *réduire* les nombres donnés *à une unité assez petite* pour qu'ils deviennent plus grands que 1, ou mieux de les *réduire à l'unité la plus petite* pour les rendre tous *entiers*. Si l'on voulait *réduire à l'unité* la fraction $0^m,85$, par exemple, dont on saurait le prix, pour avoir le prix de $3^m,25$ je suppose, il serait utile, nécessaire même pour la clarté du raisonnement, de prendre pour unité, non pas le mètre, mais le décimètre ou le centimètre. Il est inutile d'insister sur ce point ; mais une seconde observation amenée naturellement par la précédente, c'est que *l'on admet* ici *une proportionnalité*, qui, dans la pratique, ne descend pas ordinairement jusqu'à la limite où on l'applique. Cela est sans inconvénient, le plus souvent ; mais dans les cas où le résultat doit être entier, et où la réduction à l'unité donnerait une fraction, comme dans la répartition du contingent par exemple, on préfère le procédé des rapports ; on a vu ci-dessus d'autres exemples où ils doivent être également préférés, pour des raisons analogues.

(1) Reynaud, Traité d'arithmétique, 16e édition, 1832, p. 126.

Pour éviter l'emploi des fractions proprement dites, dans la répartition du contingent et de l'impôt, et dans une foule d'autres cas, comme la composition chimique d'un corps, dans la statistique, on remplace l'unité par le nombre 100 : celui-ci donne alors un *tant pour cent*, généralement plus grand que l'unité, c'est-à-dire un nombre fractionnaire, composé d'un nombre entier quelconque et d'une fraction décimale quelquefois très-compliquée, pour éviter les erreurs qui résulteraient de la multiplication d'un nombre inexact par des nombres considérables. Il suffit de citer pour exemples ce qu'on appelle le *centime le franc*, le *rapport* du nombre des soldats appelés au nombre des inscrits ou conscrits, *pour* 100 de ceux-ci, puis *les taux* d'intérêts, d'escompte, les *dividendes*, etc.

Sous le bénéfice de ces observations, la *solution par l'unité* est certainement beaucoup plus simple que la *solution par les rapports*, telle surtout qu'on l'appliquait autrefois ; en outre, elle s'étend facilement aux règles de trois composées, tandis que celle des rapports n'est commode que pour les règles de trois simples, et qu'on est obligé de décomposer les autres en plusieurs règles simples, que l'on se propose et que l'on résout successivement.

La nouvelle disposition, outre les avantages qu'on lui a reconnus précédemment, aura encore ici celui de simplifier l'écriture en ce que *l'hypothèse* étant placée *sous* la question, et formant la dernière ligne de l'énoncé, sera en même temps la première ligne de la solution : il suffira donc de *relire* cette hypothèse pour commencer le raisonnement, tandis que la disposition ancienne obligeait à *l'écrire* de nouveau.

Ce petit avantage, fût-il seul, ne serait peut-être pas à dédaigner ; mais on a vu, et l'on verra bientôt encore, qu'il est accompagné d'autres d'un ordre beaucoup plus élevé, et qu'il est impossible de méconnaître sans faire preuve de prévention et de parti pris.

Une autre abréviation, pratiquée déjà, et indépendante de la réforme proposée, consiste à n'écrire qu'une fois la quantité de même nature que x, sur une dernière ligne, et à indiquer sur elle, une à une, les transformations que lui font subir les changements nécessaires pour remonter de l'hypothèse à la question par l'intermédiaire de l'unité : ces transformations consistent généralement à rendre un quotient plus grand ou plus petit, et se font en multipliant le dividende ou le diviseur, comme l'arithmétique a soin de l'indiquer (1).

Voici le tableau complet du problème de Bourdon, p. 9, résolu par l'unité.

Problème	{	Question proposée : 384 kil. coûtent	x
		Hypothèse : si 25 —	650 fr.
Solution	{	Analyse : 1 —	25 fois moins que 25 k.
		Synthèse : 384 —	384 fois plus que 1 k.

$$\text{Réponse, } x = \frac{650 \text{ fr.} \times 384}{25} = 9.984 \text{ francs.}$$

En comparant le résultat aux données, on aperçoit facilement le moyen de l'en déduire par une règle ; mais pour ne pas anticiper, et pouvoir formuler cette règle en entier, passons à une *règle de trois composée*, qui contienne un exemple de *règle*

---

(1) Prog. p. 15.

de trois inverse, comme le problème précédent en renfermait un de *règle directe*. Choisissons encore un exemple de *conversion*, c'est-à-dire une question pratique, et prenons celle du *cheval-vapeur*, sur laquelle la Société Industrielle vient d'appeler l'attention générale, par la publication d'une note de M. Mathias à ce sujet.

« En Angleterre, et aux Etats-Unis, on nomme force de cheval (*horse power*), la force nécessaire pour élever 33000 livres à un pied en une minute. Combien cette force représente-t-elle de kilog. par seconde, c'est-à-dire combien peut-elle élever de kilog. à 1 m. en une seconde, sachant que la livre anglaise vaut 453 g. 6 et le pied 0^m, 3048 (1).

— En réduisant les deux hauteurs, comme il a été indiqué ci-dessus, à une unité assez petite, le décimètre, puis les livres en kilog, on a pour le problème et la solution le tableau suivant.

Question proposée : Une force élève à		10 dm. en	1 seconde		x kilog.
Hypothèse :	si cette —	3,048	60 —	14.968, 8	
ANALYSE {	elle —	1	60 —	3,048 fois plus.	
	— —	1	1 —	60 fois moins.	
SYNTHÈSE {	— —	10	1 —	10 fois moins.	

$$\text{Réponse, } x = \frac{14.968 \text{ kil.}, 8 \times 3,048}{60 \times 10}, \text{ ou } 14.968, 8 \times \frac{1}{60} \times \frac{3,048}{10}$$

On voit que la seconde partie de la solution, *la synthèse* ou le retour de l'unité aux nombres de la question, se simplifie parce que l'un de ceux-ci est 1. Son *homogène* 60 étant au dénominateur du résultat, 1 doit être au numérateur, comme y serait d'ailleurs tout autre nombre qui le remplacerait. La réponse, mise sous la seconde forme, conduit à la *Règle* suivante, dont la simplicité est due à la *disposition* adoptée.

Règle. *L'inconnue s'obtient en multipliant son homogène par les* **rapports directs** *des grandeurs avec lesquelles l'espèce dont elles font partie varie en* **rapport direct**, *et par les* **rapports renversés** *des grandeurs avec lesquelles l'espèce de l'inconnue varie en* **rapport inverse.**

Si l'on veut bien comparer cette règle si simple à celle que donnent les auteurs les plus estimés (MM. Burat, p. 255, Serret, p. 176 et 177), on y trouvera sans doute un argument nouveau en faveur de *la réforme* que je propose. Cela est si vrai, que M. Guilmin, il y a 20 ans, a signalé cette disposition nouvelle, uniquement en vue d'en tirer cet avantage, et indépendamment des motifs tirés de la Logique, et que j'ai exposés en détail précédemment. Dans la troisième édition de son arithmétique publiée en 1853, après avoir formulé la règle en question, qui a plus de dix lignes, il ajoute en note :

« Il serait peut-être plus régulier qu'on n'eût pas, dans la pratique, à renverser le rapport des nombres correspondants, alors justement que les grandeurs considérées varient dans le même rapport, et à prendre au contraire le rapport des nombres dans le sens direct (de haut en bas) alors que les grandeurs varient en rapport inverse. Il suffit de modifier légèrement la règle pour corriger l'irrégularité, si on en trouve une : il n'y a qu'à renverser l'ordre des 2 séries de grandeurs, en mettant au premier rang ce qui renferme l'inconnue, de cette façon (1).

24 ouvriers   8 heures x fr.   3.600 m. long   5 m. 2 largeur.

15   —   9   —   32 fr.   2.400   —   1 m. 5   —

» Cela étant, l'inconnue X sera égale à la valeur qui lui correspond inférieurement multipliée par les rapports des autres grandeurs données correspondantes, divisées dans le sens direct (celle d'en haut par celle d'en bas) quand ces grandeurs et celle qui correspond à l'inconnue varient dans le même rapport ; divisées dans le sens inverse (celle d'en bas par celle d'en haut) dans le cas contraire. Cette règle ne résulte pas du raisonnement aussi directement que l'autre. »

L'auteur se trompe dans sa dernière affirmation, comme on peut s'en convaincre en résolvant le problème en question, après l'avoir disposé de la façon indiquée.

N'est-il pas remarquable qu'une simplification si importante, puisqu'elle a conduit seule l'auteur à proposer la nouvelle disposition, n'en soit pour ainsi dire que *l'appoint*, je dirais presque la récompense du respect des lois de la logique et du bon sens !

Et n'est-ce pas le cas d'appliquer ce passage de Pascal :

« Rien n'est plus commun que les bonnes choses : il n'est question que de les discerner ; et il est certain qu'elles sont toutes naturelles et à notre portée, et même connues de tout le monde. Mais on ne sait pas les distinguer. Ceci est universel. Ce n'est pas dans les choses extraordinaires et bizarres que se trouve l'excellence de quelque genre que ce soit. On s'élève pour y arriver, et on s'en éloigne : il faut le plus souvent s'abaisser. Les meilleurs livres sont ceux que ceux qui les lisent croient qu'ils auraient pu faire. La nature, qui seule est bonne, est toute familière et commune.

« Je ne fais donc pas de doute que ces règles, étant les véritables, ne doivent être simples, naïves, naturelles, comme elles le sont. »

Et si la routine résistait à l'adoption de la réforme proposée, je lui opposerais encore l'autorité du même philosophe :

« Quelque force enfin qu'ait cette antiquité, la vérité doit toujours avoir l'avantage, quoique nouvellement découverte, puisqu'elle est toujours plus ancienne que toutes les opinions qu'on en a eues, et que ce serait ignorer sa nature, de s'imaginer qu'elle ait commencé d'être au temps qu'elle a commencé d'être connue. »

Mais en voilà assez, trop peut-être pour justifier un changement nécessaire, que j'ai formulé il y a dix ans (2), et qui, malgré sa simplicité, ne paraît pas avoir été apprécié à sa juste valeur par ceux sous les yeux de qui il est tombé : c'est sans doute que je n'ai pas assez fait ressortir alors les avantages qui en résultent et que je me suis borné à indiquer (3). Aujourd'hui j'espère vaincre l'indifférence et assurer enfin le triomphe de la vérité, auquel chacun de nous se doit tout entier : personne sans doute ne voudra résister aux faits, qui auraient gagné à être mis en lumière par une plume plus habile et plus exercée, mais qui sont assez concluants par eux-mêmes pour suppléer à l'insuffisance de leur interprète.

---

(1) Voici le problème dont le tableau ci-dessus est le résumé :

« 15 ouvriers travaillant 8 heures par jour, ont employé 32 jours à confectionner 2400 mètres d'une étoffe ayant 1 m. 2 de large ; combien 24 ouvriers travaillant 9 h. par jour, emploieront-ils de jours à confectionner 3600 m. d'une étoffe ayant 1 m. 5 de large ?

(2) Prog., p. 38.

(3) Probl. d'examen, p. 60 et 62.

1

CHOIX DES UNITÉS.

Quelque étendu que soit déjà le chapitre consacré à la *solution par l'unité*, je ne crois pas devoir l'abandonner sans faire remarquer la simplicité qu'apporte le *choix de l'unité* dans un grand nombre de questions. Il suffira, pour s'en convaincre, de résoudre les problèmes suivants, qui ne diffèrent du précédent que par les données

» On nomme cheval-vapeur la force capable d'élever en une seconde 75 kilog à 1 m. de hauteur (ou 1 kilog. à 75 m.) ; en d'autres termes, le cheval-vapeur équivaut à 75 *kilogrammètres* par seconde.

« On demande combien une machine de 10 chevaux *devrait pouvoir élever*, en douze heures, de quintaux de minerai de fer du fond d'une mine qui a 60 m. de profondeur (1).

— La disposition nouvelle appliquée ici, montre d'abord que *l'analyse* est toute faite, et que la solution se réduit à la *synthèse*, comme une simple multiplication.

Question proposée : 10 chevaux en 43.200 sec. élèvent à 60 m. un poids x
Hypothèse :   si 1 cheval en 1 seconde élève à 1 m. — 75 kil.

SYNTHÈSE
$$\left\{\begin{array}{l} 10 \text{ chevaux en } 1 \text{ seconde élèveront à } 1 \text{ m } 10 \text{ fois plus.} \\ 10 \quad — \quad 43.200 \quad — \quad — \quad 1 \text{ m. } 43.200 \text{ fois plus.} \\ 10 \quad — \quad 43.200 \quad — \quad — \quad 60 \text{ m. } 60 \text{ fois moins.} \end{array}\right.$$

Réponse, $x = \dfrac{75 \text{ kil.} \times 10 \times 43.200}{60} = 5.400$ quintaux.

L'expression qui fournit ce résultat aurait pu être écrite immédiatement, d'après la *Règle* précédente. Les rapports qui y entrent se réduisant à leurs numérateurs, puisque les dénominateurs sont l'unité, on voit facilement sur cette expression comment *l'inconnue*, c'est-à-dire le poids élevé, varie avec les *données*. Et si l'on représente le poids cherché par P, le poids donné 75 kilog. par p, la force par f, le temps par t, et enfin la hauteur par h, et qu'on substitue ces lettres aux nombres correspondants, on aura la formule

$$P = \frac{p \times f \times t}{h},$$

qui montre bien *que le poids élevé varie en rapport direct avec la force et le temps, et en rapport inverse avec la hauteur*.

La simplicité de cette formule, comme celle qui sert à calculer l'intérêt ou la rente,

$$R = \frac{ait}{100}, \text{ et celles qu'on en déduit,} \quad a = \frac{100 \text{ R}}{it}, \quad i = \frac{100 \text{ R}}{at}, \quad \text{et } t = \frac{100 \text{ R}}{ai}$$

la rend très-propre à préparer les élèves à *l'écriture* et à la *lecture* d'autres *lois* physiques ou mécaniques plus ou moins simples : il suffit de leur faire remarquer que si chacun des rapports f, t, h, avait deux termes, le second se placerait naturellement et nécessairement du côté opposé.

Cette remarque peut réduire de moitié la solution d'une règle de trois ordinaire et complète, puisqu'il suffira d'en faire *l'analyse*.

---

(1) Programme N° 258.

Enfin une dernière abréviation dans l'écriture de la solution, et que l'on voit appliquée à la *synthèse* du problème suivant, consiste à réduire chaque partie de la solution à une seule ligne. Mais il est bien entendu qu'alors *l'écriture* de chaque nombre nouveau, dans le tableau de la solution, accompagnée d'une ligne de raisonnement *oral*, comme ci-dessus, doit être immédiatement suivie de *l'écriture* du même nombre dans l'expression de l'inconnue. (1)

« On nomme *rendement* d'une machine le rapport de la force utilisée à la force motrice totale. La machine ci-dessus élevant à la hauteur et dans le temps donné 432 tonnes, on demande : 1° la force utilisée ; 2° le rendement. »

Q^{on} proposée : Pour élever 432.000 k. à 12 m. en 43.200 sec. il faut x chevaux.
Hypothèse : si — 75 — 1 m. 1 — 1 cheval.

Analyse : — 1 — 1 m. 1 — 75 fois moins.
Synthèse : — 432.000 — 12 m. 43.200 —

$$\text{Réponse, } x = \frac{1 \text{ ch.} \times 432.000 \times 12}{75 \times 43.200} = 1 \text{ ch.} \times \frac{432.000}{75} \times \frac{12}{1} \times \frac{1}{43.200}$$

Ce résultat aurait encore pu être immédiatement déduit de l'énoncé écrit convenablement, au moyen de la *Règle* donnée ; et si on le transforme en formule, on obtient

$$f = 1 \text{ ch.} \times \frac{P}{p} \times \frac{h}{1} \times \frac{1}{t}, \text{ ou } \frac{1 \text{ ch.} \times P \times h}{p \times t},$$

que l'on pourrait tirer également de la formule précédente.

On remarquera seulement l'introduction du facteur un cheval pour indiquer la nature du résultat, les autres étant abstraits comme tous les rapports ; puis la simplification qui résulterait de l'emploi d'une unité de poids, la tonne, à la place de 75 kilog., qui doivent être désignés par p : car si p était égal à 1 (une tonne, je suppose), la formule deviendrait

$$f = \frac{1 \text{ ch.} \times P \times h}{t}, \text{ ou } f = 1 \text{ ch.} \times \frac{P \, h}{t}, \text{ ou } \frac{P \, h}{t},$$

en sous-entendant 1 *cheval* comme *dénominateur* de f, ou comme *nom de l'unité* du résultat.

Cet avantage, que l'on rencontre dans l'évaluation du *travail*, et dans les questions de *transport* dont le *prix* est réglé *par tonne* et *par kilomètre*, aurait été réalisé ici, si l'on avait pris pour *unité de travail*, comme l'a proposé Cournot, le poids d'une *tonne* élevée à 1 m. et qu'il appelle très-justement *dynamode*. (2) Au lieu de cela, on a préféré une unité usitée déjà en Angleterre, et devenue par le fait internationale.

---

(1) Dans la solution d'une règle de trois composée, quelques-uns passent immédiatement de chaque unité au nombre correspondant de la question : l'*analyse* et la *synthèse*, au lieu de se trouver entièrement séparées, sont alors mélangées, et décomposées chacune en autant de parties qu'il y a d'espèces de grandeurs toutes connues.

(2) Du grec *dunamis*, force, et *odos*, chemin.

CHAPITRE IV.

SOLUTION PAR LES RAPPORTS.

J'ai dit, en commençant, que les premiers auteurs, successeurs de Reynaud, Lacroix entre autres, ne parlent pas de la *Méthode de l'Unité*, découverte et publiée par le premier en 1800. Je dois ajouter que Lacroix, dans ses Essais sur l'enseignement des Mathématiques, l'indique sans la nommer. (1) Voici en effet ce qu'il dit, après avoir signalé le problème suivant comme ne renfermant que les applications des quatre premières opérations.

« Un marchand a dans son magasin des étoffes de quatre prix différents :

520 mesures de la première, valent	27040	francs.
215 — de la seconde, —	10105	—
317 — de la troisième, —	12680	—
59 — de la quatrième, —	2183	—

A l'un de ses créanciers, auquel il doit 81600 francs, il fournit,

9 pièces de 49 mesures chacune, de la	1re	étoffe.
3 — de 51 — de la	2e	—
21 — de 37 — de la	3e	—
19 — de 29 — de la	4e	—

On demande s'il s'est acquitté, ou combien il redoit ?

« Cette question peut se résoudre directement, dès qu'on sait pratiquer les quatre règles sur les nombres entiers seulement, quoiqu'elle semble d'abord exiger l'emploi des proportions ; mais on s'en passe facilement, en remarquant que la principale difficulté consiste à déterminer le prix de la mesure de chaque espèce d'étoffe, ce qui se fait par la division seule ; et avec ce prix, quand on a choisi les nombres de l'exemple de manière à éviter les fractions, on forme par la multiplication ordinaire, les valeurs de chaque espèce de fourniture.

» On varie d'autant de manières qu'on veut ces sortes de problèmes ; et il est facile d'en préparer, qui se rapportent aux règles de trois simples, directes ou indirectes, et même aux règles de trois composées, pour les faire résoudre sans le secours des formules ordinaires. Tous reviennent au fond, quels que soient les nombres proposés, à *prendre une fraction ou un multiple donnés, d'un nombre donné* ; on y ramène aussi les règles d'intérêt simple, d'escompte, de société, des changes, et la comparaison des mesures des divers pays.

» En partant de ce point de vue, on pourrait supprimer tout l'échafaudage des proportions, reste de la manière dont les anciens considéraient les grandeurs, et qui

---

(1) Reynaud lui-même ne l'avait pas nommée ni réglementée.

n'est pas du tout nécessaire pour résoudre celles des questions de commerce, de banque, etc., qu'on y rapporte ordinairement. On rendrait par là cette partie de l'arithmétique beaucoup plus *analytique* et mieux d'accord avec les nouvelles méthodes qu'on emploie dans les autres branches des mathématiques. Aussi n'est-ce que par respect pour l'usage, que j'ai conservé ce qui regarde les proportions ; mais les questions particulières qui m'y conduisent, font mieux sentir, à ce qu'il me semble, l'idée qu'on doit attacher à la *proportionnalité*, que la manière abstraite dont cette matière se trouve présentée dans la plupart des livres élémentaires. »

On a vu en effet, par ce qui précède, que la *solution par l'unité* s'applique facilement à toutes ces questions, même quand elles conduisent à des fractions *décimales*, qui sont aujourd'hui les véritables *fractions ordinaires*, et dont le calcul, grâce à sa simplicité, ne se sépare plus de celui des nombres entiers.

Le même auteur, dans son *Traité élémentaire d'arithmétique*, dit en commençant le chapitre des *proportions* :

« Je pourrais terminer ici ce que j'ai à dire sur l'arithmétique, car le reste est, à proprement parler, du ressort de l'algèbre ; mais cependant je vais résoudre quelques questions qui, en exerçant les lecteurs sur ce qu'ils ont déjà vu, les prépareront à *l'analyse algébrique*, et les conduiront à une théorie bien importante : celle des rapports et des proportions, que l'on comprend ordinairement dans l'arithmétique. »

Puis il résout *par l'unité* les trois problèmes suivants :

» *Une pièce de drap contenant* 13 *mètres a été payée* 140 *fr.; on demande combien coûterait une pièce du même drap, qui aurait* 18 *mètres de longueur?*

» *Un courrier qui va toujours également vite, ayant fait* 5 *myriamètres en trois heures, on demande combien il en ferait en onze heures?*

» *On demande dans combien de temps le courrier de la question précédente ferait* 22 *myriamètres?*

Et il continue en ces termes :

» C'est par *l'analyse* de chacun des énoncés précédents, que j'ai découvert la quantité inconnue ; mais dans toutes ces questions, les nombres connus et les nombres cherchés dépendent les uns des autres d'une manière qu'il est à-propos d'examiner. »

Viennent alors les définitions des grandeurs *proportionnelles* ou variant dans le même rapport, et celles du *rapport* proprement dit et de la *proportion*.

» *Le rapport ou la raison de deux nombres*, dit-il, est *le quotient de l'un par l'autre.* »

Cette définition manque de clarté : il faut entendre que c'est *le quotient du premier divisé par le second*, comme on a soin aujourd'hui de le spécifier (1).

Faute de cette indication, l'auteur « qui possédait au plus haut degré la pédagogie des mathématiques (2) », semble oublier le sens général du signe de division, et regarder 13 : 18 (qu'il faut lire sans doute 13 *est à* 18 ou mieux 13 *est dans* 18), comme 18 divisé par 13, ou $\dfrac{18}{13}$; tandis que 13 : 18 signifie $\dfrac{13}{18}$.

Voici en effet ce qu'il dit après cette définition :

_____

(1) Pour Lacroix et ses contemporains, les *deux-points* paraissent avoir été le signe d'une comparaison, qui pouvait se faire dans un sens ou dans l'autre à volonté. (P. 32, note.)

(2) M. Tarnier, Conférences pédagogiques faites à la Sorbonne aux instituteurs en 1867, 3e partie, page 75.

" Les quatre nombres 13, 18, 130, 180, écrits dans l'ordre où on les voit ici, sont donc tels que *le deuxième contient le premier, autant de fois que le quatrième contient le troisième*, et ils forment ainsi ce qu'on appelle une *proportion*. "

Et après avoir défini la *proportion*, les *antécédents* et les *conséquents* sur cet exemple

$$13 : 18 : : 130 : 180$$

il ajoute, toujours dans le même sens (6ᵉ édition, 1805).

" Je prendrai désormais le conséquent du rapport pour le numérateur de la fraction qui exprime le rapport, et l'antécédent pour le dénominateur.

" Pour s'assurer qu'il y a proportion entre les quatre nombres 13, 18, 130 et 180, il faut voir si les fractions 18/13 et 180/130 sont égales, et pour cela, réduire la seconde à sa plus simple expression ; " ou, comme il l'indique, les réduire au même dénominateur, ce qui fournit par les numérateurs, *le produit des extrêmes égal à celui des moyens*. C'est à cette propriété qu'il rattache, comme les autres auteurs, la solution des règles de trois, quoiqu'il ait dit, en commençant, que les questions résolues *conduiront* aux proportions.

Je demande pardon au lecteur de tous ces détails ; mais ils m'ont paru utiles à connaître : si l'auteur le plus estimé et *le plus justement estimé*, en appliquant d'une manière spéciale, et malheureusement contraire à l'usage actuel, une définition manquant de précision, a pu laisser croire que 13 : 18 est la même chose que $\frac{18}{13}$ (1),

faut-il s'étonner que ceux qui l'ont suivi et copié aient si peu éclairé la matière, n'aient pas trouvé le vrai sens d'une proportion, et nous aient au contraire écarté de la véritable route dans laquelle je m'efforce de ramener ?

L'interdiction, dans nos programmes officiels, de l'ancien *algorithme* des proportions, et leur remplacement par celui des fractions égales, est un premier pas dans la voie de la réforme que je prêche ; mais si l'on traite les proportions écrites sous cette nouvelle forme (1) aussi mécaniquement qu'on le faisait sous la forme ancienne, il n'en résultera aucun éclaircissement, et par suite aucun avantage.

Au contraire, la disposition nouvelle prête au mécanisme plus encore que l'ancienne, car les transformations dont une proportion est susceptible, rappellent celles des *carrés magiques* ou les différentes *figures d'un quadrille*, y compris même celle du *cavalier seul!* (quatrième proportionnelle).

Pour faire mieux juger de l'utilité de la réforme proposée, je vais l'appliquer à quelques problèmes résolus par Lacroix ou par Bourdon, en mettant à la suite de la solution qu'ils ont donnée, celle qui résulte des considérations que j'ai exposées, et plaçant l'inconnue en tête de la question, afin de préparer à l'analyse.

Voici d'abord un premier exemple emprunté à Lacroix :

" Un ouvrier ayant fait 217ᵐ,5 d'ouvrage en 9 jours, on demande combien il " mettrait de temps à en faire 423,9, en supposant qu'il travaillât toujours de la " même manière ? "

---

(1) Ce n'est pas une erreur accidentelle ou une faute d'impression, car il dit plus loin, à propos du rapport inverse : " $\frac{3}{2}$ ou 2 : 3 est l'inverse de $\frac{2}{3}$ ou 3 : 2 "

(1) Ce n'est pas sans étonnement que j'ai trouvé cette disposition dans un ouvrage de 1675, par le P. Prestet.

« Dans cette question, l'inconnue est un nombre de jours qui doit contenir les 9 jours employés à faire 217^m,5 autant que 423,9 contient 217,5; on a donc la proportion suivante :

$$217,5 \; : \; 423,9 \; : : \; 9 \; : \; x$$

et on trouve pour x, 17,54. »

Je demande à tout homme de bonne foi si la proportion ainsi écrite, ou même disposée de la manière suivante, en lui appliquant la forme *officielle*,

$$\frac{217,5}{423,9} = \frac{9}{x}$$

si cette proportion, dis-je, résulte bien du raisonnement précédent et le résume : à moins toutefois qu'on ne la lise de droite à gauche, *comme si c'était de l'hébreu !*

Et si l'on veut bien jeter un coup d'œil impartial sur la disposition et la solution suivantes, j'espère qu'on en reconnaîtra la supériorité.

> *Question*   Il faut x jours pour faire 423^m,9.
> *Hypothèse* s'il — 9 — — 217^m,5.

L'analyse de Lacroix peut se résumer ainsi (1) :

x	autant	423^m,9
contiendra	de fois	contient
9 jours	que	217^m,5

En y appliquant la définition de la division qui donne réellement un *quotient* (indiquant *quoties*, *combien de fois* le dividende contient le diviseur), on aura sans peine

$$\frac{x}{9 \text{ j.}} = \frac{423^m,9}{217^m,5}$$

---

(1) Cette *analyse* peut être regardée comme le modèle du genre, et elle est si naturelle qu'il y a lieu de s'étonner de ce que nos auteurs modernes ne nous en donnent pas d'imitations : serait-ce que le *mécanisme* aurait annulé le bon sens? Avant Lacroix même, Bezout en avait fourni de nombreux exemples, et je ne puis résister au désir d'en citer un de chaque espèce : ils prouveront ce que j'ai avancé précédemment, qu'il n'a manqué à Bezout, pour nous épargner un siècle de routine, que d'écrire en langage *algébrique* aussi naturellement ou *analytiquement* qu'il l'a fait en langage vulgaire.

I « 40 ouvriers ont fait, en un certain temps, 268 toises d'ouvrage; on demande combien 60 ouvriers pourraient en faire dans le même temps.

— » Il est clair que le nombre des toises doit augmenter à proportion du nombre des ouvriers; en sorte que celui-ci devenant double, triple, quadruple, etc., le premier doit devenir aussi double, triple, quadruple, etc. Ainsi l'on voit que le nombre de toises cherché, doit contenir les 268 toises, autant que le nombre 60 relatif au premier contient le nombre 40 relatif au second : il faut donc chercher le 4e terme d'une proportion qui commencerait par ces trois-ci : 40 **:** 60 **: :** 268 **:**

II « 30 hommes ont fait un certain ouvrage en 25 jours; combien faudrait-il d'hommes pour faire le même ouvrage en 10 jours?

— » On voit qu'il faut dans ce second cas, d'autant plus d'hommes, que le nombre de jours est moindre; ainsi le nombre d'hommes cherché, doit contenir le nombre de 30 hommes, autant que le nombre 25 jours, relatif à ceux-ci contient le nombre 10 de jours relatifs à ceux-là. Il ne s'agit donc que de trouver le 4e terme d'une proportion qui commencerait par ces trois-ci : 10 j. **:** 25 j. **: :** 30 hom. **:**

Bezout n'a péché que par *excès de science* : s'il n'avait pas connu la célèbre *proportion géométrique* (p. 38), il aurait été plus naturel et plus vrai.

ou en écrivant plus simplement encore

$$x = 9 \text{ j.} \times \frac{423,9}{217,5}$$

car cette dernière expression signifie évidemment que

x contient ou $= 9$ jours *pris* autant de fois que 423,9 contient 217,5.

Et voilà le problème résolu, en *supprimant tout l'échafaudage des proportions*, notamment *le produit des extrêmes et celui des moyens*, et même sans *chasser le dénominateur !*

Toute la simplification résulte de ce que l'inconnue est placée en tête du raisonnement, conformément à la première règle de l'*analyse*, et non reléguée à la fin, comme on le fait toujours jusqu'ici ; et de ce qu'on ne considère que des *rapports* ou mieux des *quotients* proprement dits, c'est-à-dire des résultats de comparaison entre nombres de même espèce, comme l'indique du reste Lacroix.

Quant à la traduction du signe $\times$ (*multiplié*) par le mot *pris*, l'expérience prouve qu'elle n'offre aucune difficulté, même à des enfants, lorsqu'ils comprennent la définition de la multiplication donnée en tête de ce travail (p. 7) (1).

Aussitôt après la solution de ce problème, Lacroix ajoute :

« Toute la difficulté des questions qu'on peut rencontrer, ne consiste que dans la manière d'établir la proportion, et voici des règles sûres pour la former dans tous les cas :

le plus petit terme de la 1re espèce	Il vaudrait mieux dire (2) :
est	l'inconnue x
au plus grand terme de cette —	*est*
comme	du terme de même espèce
le plus petit terme de la 2e espèce	*ce que*
est	l'un des termes de 2e espèce
au plus grand de cette —	*est*
	du dernier de cette espèce.

« Dans l'exemple précédent, cette règle donne tout de suite

$$217,5 : 423,9 : : 9 : x$$

car le terme inconnu doit être plus grand que 9, puisqu'il faut d'autant plus de jours qu'il y a d'ouvrage à faire. »

Cette règle, si simple et si claire, que les auteurs les plus intelligents ont copiée, comme ceux d'*algèbres* ont copié celle qu'il a empruntée à Bezout (p. 44) pour la *mise en équation* d'un problème, est la seule que l'on retienne et que l'on emploie

---

(1) Sur cette définition, et sur l'utilité qu'il y aurait à remplacer le mot vague *rapport* par le mot précis *quotient*, voir mes *Observations sur la Multiplication et la Division*.

(2) La règle, telle que je la modifie ici, a sur celle de Lacroix, outre l'avantage de mettre x ou l'inconnue à sa véritable place, celui de comprendre les cas où x doit être plus petit que son homogène, aussi bien que ceux où il doit être plus grand : en effet x peut être la 1/2, le 1/3, le 1/4, ou même les 2/3, les 3/4 de son correspondant, comme il peut en être le *double*, le *triple*, le *quadruple*..., ou encore les 3/2 ou les 4/3, etc. On peut même dire que le nouvel énoncé est le seul qui convienne aux *proportions* proprement dites, tandis que l'ancien ne s'applique bien qu'aux *équidifférences* : ici, comme dans beaucoup d'autres cas, le désir de généraliser l'a emporté sur l'exactitude.

dans la pratique, avec le principe relatif à l'égalité des produits des extrêmes et des moyens, qu'elle suppose connu.

Appliquée à la règle *inverse* qui suit :

« Trouver combien de jours mettraient 27 ouvriers à exécuter un ouvrage que » 15 ouvriers ont fait en 18 jours, »

elle lui fournit aisément cette proportion

$$15 : 27 : : x : 18$$

de laquelle on tire x égal à 10.

On voit que dans cet exemple, la *règle* présente un *inconvénient*, en ce que l'inconnue x ne se trouve pas être le dernier extrême, comme on le fait d'ordinaire Je dis *inconvénient* pour me conformer à l'usage ordinaire : car la véritable place de x n'est pas à la fin de la proportion, mais bien en tête, comme j'espère l'avoir montré par l'exemple résolu ci-dessus.

Cette prétendue place de l'inconnue, regardée à tort comme nécessaire, et dont je chercherai la raison au prochain chapitre, conduit souvent les auteurs à des changements analogues à celui du problème suivant, que j'emprunte à Bourdon, et paraît nécessiter alors la connaissance des propriétés des proportions

« Il a fallu 20 jours à 135 hommes pour faire un certain ouvrage ; on demande » combien il faut de jours à 300 hommes, pour faire le même ouvrage. »

» *Analyse.* — Si un certain nombre d'hommes a employé 20 jours pour faire un certain ouvrage, il est clair qu'un nombre d'hommes, 2, 3, 4 fois *plus grand*, doit employer 2, 3, 4 fois *moins* de temps, toutes choses égales d'ailleurs ; donc, **autant de fois** le *premier* nombre d'hommes 135, sera contenu dans le *second*, 300, **autant de fois** le nombre de jours nécessaire au *second* nombre d'hommes, c'est-à-dire le nombre cherché x, sera contenu dans le nombre de jours nécessaire au premier nombre d'hommes.

« Ainsi, l'on a la proportion (1) :

$$135 \text{ h.} : 300 \text{ h.} : : x \text{ j.} : 20 \text{ j.}$$

» ou, en mettant les moyens à la place des extrêmes, afin d'avoir x comme dernier » terme :

$$300 : 135 : : 20 : x ;$$

$$\text{d'où l'on tire } x = \frac{135 \times 20}{300} = \frac{2700}{300} = 9 \text{ jours. »}$$

La *disposition nouvelle* et la *solution par les rapports*, telle que je l'ai indiquée ci-dessus, fourniront le tableau suivant, que l'on s'expliquera aussi facilement que tout à l'heure.

---

(1) La proportion qui résulte de l'*analyse* ci-dessus n'est pas celle-ci, mais la suivante. L'auteur, qui appelle *rapport*, le *résultat* ou le *quotient de la division de deux nombres*, semble entendre ici comme Lacroix, que c'est le *quotient du second par le premier*.

Question : Il faut x jours à 300 hommes,
Hypothèse s'il — 20 — 135 —

x contiendra de 20 jours	la même fraction que	135 contient de 300

ou $\dfrac{x}{20} = \dfrac{135}{300}$;

ou encore, $x = 20$ j. $\times \dfrac{135}{300}$

Et cette disposition, on le voit, justifie les noms de *rapports inverses*, comme la précédente montre les *rapports directs ;* de plus elle fournit la règle générale qui donne la valeur de l'inconnue, et dont il a été parlé au dernier chapitre.

Si je ne craignais de fatiguer le lecteur, et de mériter ce reproche :

Le secret d'ennuyer est celui de tout dire,

je lui ferais remarquer encore combien la dernière *analyse* est plus *française*, c'est-à-dire plus conforme au génie de notre langue et par suite plus facile que celle de Bourdon, renfermant un véritable **latinisme**, et que pour cette raison sans doute nous avons tant de peine à faire entrer dans l'esprit et dans le langage de nos élèves. Cela montre, pour le dire en passant, que sous le rapport *logique*, comme au point de vue purement *grammatical*, la langue française est *analytique*, tandis que le latin est une langue *synthétique*, comme chacun le sait.

Mais c'est là un point que je ne fais que signaler, parce que je compte le développer ailleurs (1).

La mauvaise habitude de mettre l'inconnue x à la fin de la proportion, c'est-à-dire à la place justement opposée à celle qu'elle devrait occuper, crée des difficultés considérables, sur lesquelles nos auteurs modernes passent légèrement, mais qui n'en subsistent pas moins. Les anciens, au contraire, ont multiplié les règles suivant les différents cas.

Bourdon, pour ne pas remonter plus haut, dit à ce sujet :

« Il est d'usage, lorsqu'on a à résoudre une question dépendant de la règle de trois, de faire en sorte que le dernier terme de la proportion soit le terme inconnu.

» Pour satisfaire à cette condition, on commence par écrire le rapport des deux termes de l'espèce dont l'inconnue fait partie. Ensuite, après avoir reconnu par l'analyse du problème si la *relation* entre les quatre nombres est *directe* ou *inverse*, on place l'autre rapport à la gauche de celui-ci, de manière que le terme dont x est le correspondant soit le *premier moyen* ou le *premier extrême*, suivant que la relation est *directe* ou *inverse*. »

---

(1) La Science du Langage dans le Langage de la Science. Voir aussi mes Observations, p. 12.
Notre langue a adopté, à cause de leur concision, ces tournures latines : *talis pater*, *talis*, *filius ;* *tot capita, tot sensus*, etc.; et nous disons fort bien : *tel père, tel fils,*

Autant d'individus, autant d'avis divers;
Tant vaut le professeur, tant vaudront ses élèves...

3

Cette marche ou cette écriture *à reculons* ressemble bien à son analyse reproduite ci-dessus, et j'en trouve l'exemple dans Camus, à propos des *Règles de Compagnie* et de fausse position (ou mieux supposition), faisant suite aux règles de trois.

Ainsi pour partager 100 en parties proportionnelles à 1, 2, 3, il dit :

« Comme le nombre total. 6

est à ses parties 1, 2, 3

ainsi le nombre 100

est à ses parties » . . . . $x, y, z,$

et il détermine chaque partie par une proportion facile à écrire et à résoudre.

Le même auteur donne pour la solution des *règles de trois composées*, une marche plus simple que celle de Bourdon : il rassemble toutes les données en quatre groupes ou *produits*, dont deux sont des *causes* et deux des *effets* ; et l'inconnue, qui est alors une *cause* ou un *effet*, ou un facteur de l'un de ces produits, s'obtient plus simplement qu'en établissant autant de proportions qu'il y a d'espèces de grandeurs toutes connues, puis *multipliant terme à terme*, etc., ainsi que le fait Bourdon.

D'un autre côté, Lacroix résout une pareille règle de trois par un procédé auquel il ne manque que la *disposition nouvelle* et une définition claire du *rapport*, pour le conduire forcément à la *Règle* si simple donnée ci-dessus : « Multiplier l'homogène de » l'inconnue par les rapports directs s'il y a rapport direct, et par les rapports ren- » versés, quand il y a rapport inverse.

Pour Lacroix, en effet, le rapport de deux nombres *écrits* à la suite l'un de l'autre est le *quotient du second par le premier*, comme le prouvent ses explications, repro- duites ci-dessus (p. 29).

On lit même dans la 20e édition (1848) : « *Je continuerai* de prendre le conséquent pour numérateur de la fraction qui exprime le rapport, et l'antécédent pour dénomi- nateur. »

L'auteur, qui n'indique pour signe de division que la ligne horizontale (Géométrie p. XXXI, et Algèbre p. 3), et qui ne dit rien des *deux points*, leur donne donc le sens *actif, divisant*, au lieu du sens *passif* de *divisé par*, que leur avait attribué Leibnitz, et qui a été conservé par tous (1).

Une pareille anomalie est bien faite pour étonner, surtout dans un auteur tel que Lacroix. Et si l'on en cherche la raison, on n'en aperçoit aucune...

A moins toutefois qu'il n'ait voulu, en conservant l'ordre ordinaire des énoncés de problèmes, arriver à notre règle simple pour la solution des règles de trois (p. 23) ; car il y arrive. Mais c'est là une conjecture que je n'ose presque indiquer, parce que je crains d'être accusé de la fabriquer pour les besoins de la cause.

Si, en effet, c'était la vraie, ce serait un argument si concluant en faveur de ma thèse, qu'il effacerait à mes yeux tous les autres.

Quoi qu'il en soit, voici le problème de *règle de trois composée* par lequel Lacroix termine ce chapitre, et la règle à laquelle il arrive par ce moyen, calculé ou non.

« Si 9 ouvriers travaillant 8 heures par jour, ont mis 24 jours à creuser un fossé » de 65 mètres de longueur sur 13 de largeur et 5 de profondeur, combien faudrait-il

---

(1) Voir Savérien, Dictionnaire universel de Mathématique et de Physique, 1753, au mot *Caractère*, et Camus, p. 233.

» de jours à 71 ouvriers de la même force que les premiers, et qui travailleraient
» 11 heures par jour, pour creuser un fossé de 327 m de longueur sur 18 de largeur
» et 7 de profondeur ? »

Pour plus de clarté, je résume l'énoncé sur deux lignes, à la manière ancienne, afin
de rendre plus faciles les comparaisons que l'auteur indique.

Si 9 ouv. trav. 8 h. ont mis 24 j. à faire 65 m. long., 13 m. large et 5 m. prof.
71 — — 11 h. mettront x — 327 — 18 — 7 —

En prenant une à une les espèces de grandeurs toutes connues, pour les comparer à
celle dont l'inconnue fait partie, il obtient successivement des proportions dont le
4ᵉ terme, calculé ou plutôt indiqué au moyen des termes connus, lui fournit enfin la
réponse, 21 jours 1/2 environ.

« Ce nombre, dit-il, est égal à 24 multiplié par la quantité fractionnaire

$$\frac{9 \text{ par } 8 \text{ par } 327 \text{ par } 18 \text{ par } 7}{71 \text{ par } 11 \text{ par } 65 \text{ par } 13 \text{ par } 5};$$

.« mais cette dernière quantité, qui exprime le rapport du nombre de jours donné au
nombre de jours cherché, (c'est-à-dire 24 : x, ou mieux $\dfrac{x}{24}$, suivant sa seconde
manière d'indiquer un rapport, p. 34), est elle-même le produit des fractions suivantes :

$$9/71, \quad 8/11, \quad 327/65, \quad 18/13, \quad 7/5$$

- Or, en remontant aux dénominations des nombres donnés dans l'énoncé de la
question, on voit que 9/71 (ou 71 : 9 selon lui) est l'inverse du rapport des nombres
d'hommes, qui pris dans l'ordre de l'énonciation, serait 9 à 71 (ou 71/9), puisqu'il y a
9 hommes dans le premier cas et 71 dans le second; 8/11 est pareillement l'inverse du
rapport du nombre d'heures que chaque bande d'ouvriers doit travailler; 327/65,
18/13 et 7/5 sont les rapports directs des longueurs, des largeurs et des profondeurs
des deux fossés.

« Il suit de là que le rapport du nombre de jours donné au nombre de jours cherché
» est égal au produit de tous les rapports directs et de tous les rapports inverses qui
» résultent de la comparaison des termes relatifs à chacune des circonstances de la
» question. »

Cette règle, on le voit, ne diffère pas, quant au fond, de celle qui a été donnée
précédemment (p. 29); et quant à la forme, on la trouvera presque textuellement
dans nos problèmes d'examen (p. 62), quoique je n'eusse pas remarqué alors celle de
Lacroix.

Et si l'on veut bien enfin rapprocher le résultat de la nouvelle disposition, on
verra avec quelle facilité il s'en déduit, et quelle clarté succède aux obscurités de
Lacroix.

Question : Il faudra x j. de 11 h. à 71 ouv. pʳ 327 m. long., 18 m. larg. et 7 m. prof.
Hypothèse : s'il faut 24 — 8 — 9 — 65 — 13 — 5 —

$$\text{Réponse : } x = 24 \text{ j.} \times \frac{8 \times 9 \times 327 \times 18 \times 7}{11 \times 71 \times 65 \times 13 \times 5}$$

Voici donc quelle sera ma conclusion :

Si Lacroix, pour arriver à faire figurer dans l'expression du résultat les *rapports directs* et les *rapports inverses*, a été amené à renverser la définition du rapport, parce qu'il conservait dans l'énoncé un ordre réprouvé par la Logique, il n'y a plus à hésiter : il faut donner satisfaction à celle-ci, en écrivant d'abord la question *proposée*, et *l'hypothèse* en-dessous ; et alors on sera conduit forcément au but par la définition vraie du rapport. Et, sans répéter ce que j'ai dit précédemment de la récompense du respect des lois de la Logique, il est impossible de ne pas remarquer qu'un premier pas dans la voie de l'erreur oblige à faire au moins un second pas pour s'en tirer : c'est ce qui arrive ici, où le *renversement* de l'ordre logique a conduit l'auteur à un second *renversement*, bien plus singulier, parce qu'il s'est aperçu qu'il n'arrivait pas sans cela au but que son génie lui faisait entrevoir.

NOTES ET PIÈCES JUSTIFICATIVES

COUP D'ŒIL RÉTROSPECTIF

Sur les causes probables de l'ancienne disposition.

Si l'on cherche à se rendre compte du motif qui a fait prendre, au début, une fausse route pour la solution des problèmes d'arithmétique, *par l'unité* ou *par les rapports*, on trouve plusieurs raisons, qui, si elles expliquent et excusent l'erreur de nos devanciers, ne justifieraient pas la persistance à les suivre (1). Et d'abord il faut remarquer que *la méthode des démonstrations géométriques*, *c'est-à-dire méthodiques et parfaites*, comme dit Pascal, va du connu à l'inconnu ; et que comme la *géométrie seule*, dit-il encore, *sait (ou suit?) les véritables règles du raisonnement*, on n'a pas cru pouvoir mieux faire, sans doute, que de l'imiter en arithmétique. Mais on a oublié, en agissant ainsi, que cette manière de raisonner du grand philosophe ne s'applique qu'aux *démonstrations*, et nullement aux *solutions* de problèmes, comme il a eu soin d'en avertir.

« La géométrie, dit-il, a expliqué l'art de découvrir les vérités inconnues, et c'est ce qu'elle appelle *analyse*, et dont il serait inutile de discourir après tant d'excellents ouvrages qui ont été faits. »

Ainsi la marche ou la *méthode des démonstrations*, exposée par Pascal avec tant de clarté dans son *traité de l'esprit géométrique*, et qu'on appelle avec raison *synthèse*, convient fort bien à la *théorie*, c'est-à-dire à la démonstration des théorèmes, soit d'arithmétique, soit de géométrie, soit d'algèbre ; mais pour ce que nous appelons la *pratique*, c'est-à-dire la *solution des problèmes*, quels qu'ils soient, fût-ce même l'application de la plus simple des quatre règles de l'arithmétique, on doit avoir recours à l'analyse (2).

Aussi en géométrie, l'ordre même dans lequel sont énoncées les deux parties de la *proposition* ou du *théorème*, va du connu à l'inconnu : l'*hypothèse* d'abord, la *conclusion* ensuite ; à moins toutefois que l'harmonie de la phrase française n'exige le renversement de cet ordre naturel, comme dans ces exemples :

« Deux droites sont parallèles, lorsqu'elles forment avec une sécante des angles alternes internes égaux, ou des angles alternes externes égaux, ou des angles correspon-

---

(1) Voir la note de Pascal (p. 51). De l'autorité en matière de philosophie.
(2) Voir p. 46.

dants égaux, ou des angles intérieurs d'un même côté supplémentaires, ou enfin des angles extérieurs d'un même côté supplémentaires.

» Deux triangles sont égaux, lorsqu'il sont un angle égal compris entre deux côtés égaux, chacun à chacun, etc., etc.

On peut remarquer que le mot *hypothèse* perd ici son sens *propre* et *locatif*, si je puis dire, pour prendre le sens figuré ; car *l'hypothèse* est la *base* ou le point de départ du raisonnement ou de la démonstration, et on peut l'écrire en tête du tableau ou de la feuille dont on se sert, la conclusion en bas, et rattacher l'une à l'autre par les intermédiaires qui constituent la démonstration elle-même.

L'ordre que je viens de signaler pour l'énoncé ordinaire des théorèmes, a été conservé pour celui des problèmes, comme il est facile de s'en assurer. Ainsi Camus écrit ses énoncés entiers en deux parties, *l'hypothèse* d'abord, la *question* ensuite, toujours séparée de l'hypothèse par un alinéa ; Bourdon, sur 10 exemples de règles de trois, ne donne la question en tête que dans le premier, que j'ai choisi à dessein au commencement de ce travail (p. 9). Il en est de même des exemples donnés par Lacroix et les autres auteurs ; dans tous, comme dans Bourdon, on en trouve 9 sur 10, énoncés à la manière du théorème. De là à la disposition ancienne sur deux lignes *parallèles*, avec l'inconnue à la fin de la 2ᵉ, il n'y a qu'un pas. Il est juste d'ajouter que dans les autres problèmes dépendant des règles de trois, ceux d'intérêt, d'escompte, la question précède souvent l'hypothèse ; mais en les ramenant aux premières, on leur a naturellement donné la même disposition.

Si l'on veut remonter plus haut que les auteurs que je viens de citer, on trouve dans l'ouvrage du P. Prestet, de 1675, la disposition suivante, *sur une seule ligne*, pour trouver la valeur du tour de la terre en lieues, sachant que 3 degrés font 72 lieues (1).

Degrés.	Lieues.	Degrés.	Lieues.
3	72	360	?

où le point d'interrogation tient lieu de l'inconnue, désignée actuellement par x.

Cette désignation de l'inconnue par une lettre, est le premier pas fait dans la voie de *l'analyse*, celui qui a permis à Viète de poser les fondements de l'algèbre, parce qu'on peut alors raisonner sur l'inconnue comme si elle était trouvée, et indiquer par le calcul les conditions auxquelles elle doit satisfaire. Quoi qu'il en soit, il est permis de voir, dans la disposition ci-dessus, l'origine de la solution actuelle par les rapports ; et si l'on veut se rappeler la solution du problème de géométrie ayant pour but de *construire* une *quatrième proportionnelle* à trois droites données, a, b, c, fournie par la proportion

$$a : b \; : : \; c : x, \quad \text{ou} \quad \frac{a}{b} = \frac{c}{x},$$

on comprendra la persistance de ce procédé en arithmétique. En effet, pour cette *construction*, dont on connaît plusieurs solutions, il faut *construire* a, b et c avant d'obtenir x ; et l'on a suivi et conservé, dans *l'indication* abrégée du problème, le même ordre que dans la *construction* géométrique, quoique la solution algébrique soit :

$$x = \frac{b\,c}{a}$$

---

(1) Depuis, on a divisé le degré en 25 lieues communes ; cette division ancienne était l'application du système *duodécimal* de numération, appliqué aussi aux mesures de longueur.

LA RÉFORME PROPOSÉE

Est généralement appliquée dans le commerce de banque.

EXEMPLE D'ARBITRAGE (1).

« Nous sommes à Paris, et nous devons à Londres une somme quelconque de livres *sterling*. Pour nous libérer, nous avons un moyen *direct*, celui de *prendre* du Londres sur place et de le *remettre* à notre créancier, ou de faire *tirer* sur nous par ce créancier, la somme que nous lui devons.

» Un autre moyen, mais *indirect*, peut s'appliquer au cas supposé.

» Admettons que nous ayons sous les yeux les deux cotes les plus nouvelles de Paris et de Londres. Puisque nous avons à *remettre*, nous pouvons choisir pour notre *remise* tout autre papier que le Londres, pourvu que ce papier soit compris dans la cote de change de cette place.

» Il s'agit de savoir comment nous nous y prendrons pour nous assurer si le moyen *indirect* est ou non préférable au moyen *direct* ; c'est-à-dire s'il nous conviendrait mieux pour payer notre dette, de prendre à Paris du papier sur Hambourg, que du papier sur Londres.

» Supposons qu'à Paris, le Londres se fasse à 25 francs et le Hambourg à 186 fr. (pour 100 marcs), et qu'à Londres le Hambourg se négocie au change de 13 marcs pour 1 liv. st.

» La question est de savoir, d'après ces données, quel prix nous coûtera la *livre sterling*, si nous échangeons des *francs* contre des *marcs* sur *Hambourg*, lesquels seront à leur tour échangés à Londres contre des *livres sterling*.

» L'opération que nous avons à faire pour résoudre cette question est ce qu'on appelle un **arbitrage.**

» Ce que nous ne connaissons pas, et ce que nous cherchons, c'est le prix en *francs* de la *livre sterling*. En traduisant cette phrase arithmétiquement, on a l'équation ou égalité suivante :

$$x \text{ fr.} = 1 \text{ liv. st.}$$

» Que vaut maintenant 1 *liv. st.* en *marcs* de Hambourg?

» La cote de Londres nous a dit 13 ; nous avons donc une seconde équation :

$$1 \text{ liv. st.} = 13 \text{ marcs.}$$

» Enfin, le *Hambourg*, à Paris, s'achète 186 fr. les 100 marcs ; troisième équation

$$100 \text{ marcs} = 186 \text{ fr.}$$

---

(1) Goujon et Sardou, *Cours complet d'opérations commerciales.*

» Réunissons ces trois équations en les plaçant l'une sous l'autre :

$$x \text{ fr.} = 1 \text{ liv. st.}$$
$$1 \text{ liv. st.} = 13 \text{ marcs.}$$
$$100 \text{ marcs} = 186 \text{ fr.}$$

» Multiplions tous les termes de gauche, d'une part, et tous les termes de droite, d'autre part ; nous aurons une seule équation :

$$x \text{ fr.} \times 1 \text{ liv. st.} \times 100 \text{ marcs} = 1 \text{ liv. st.} \times 13 \text{ marcs} \times 186 \text{ fr.} \text{ »}$$

D'où l'on tire facilement

$$x = \frac{186 \text{ fr.} \times 1 \times 13}{1 \times 100} = 24 \text{ fr. } 18.$$

« Les traités qui existent sur les changes appellent *règle conjointe* la méthode que leurs auteurs emploient pour les arbitrages, au lieu des *équations*, qui cependant sont généralement en usage dans les maisons de banque : s'ils chiffrent, par exemple, Londres par Hambourg, ils disent :

Antécédents.	*Conséquents.*	*Antécédent.*	*Conséquent.*
1 liv. st. :	13 m.		
100 m. :	186 fr. : :	1 liv. st. :	x,

ce qui revient au fond à nos équations, dont, suivant nous, l'expression est plus directe, plus nette, et a l'avantage de présenter le tableau de l'opération telle qu'elle a lieu par la transformation des monnaies les unes dans les autres. Combien d'apprentis cambistes s'embrouillent dans ces conséquents et ces antécédents, prenant souvent les uns pour les autres, recommençant vingt fois leurs calculs avant d'avoir saisi le sens et le mécanisme de la fameuse *règle conjointe !* »

DES CONJOINTES (1).

Les conjointes ont pour objet la solution des problèmes qui se rapportent aux opérations de changes et d'arbitrages.

Elle se composent d'une succession de rapports ou égalités formés de deux termes d'une proportion simple ou composée, et disposés de telle manière que les premiers termes représentent des extrêmes lorsque les seconds termes représentent des moyens, et réciproquement.

L'observation ayant fait reconnaître que tous les calculs de changes et d'arbitrages se bornent à composer un dividende et un diviseur dont on tire un quotient, on a

---

(1) Ce second passage est tiré des *Notions complémentaires de Comptabilité générale*, l'un des excellents ouvrages que M. H. Vannier a publiés depuis peu pour l'enseignement spécial. On y trouve des centaines d'exemples de *conjointes*, tous résolus comme le précédent, c'est-à-dire avec x en tête. — Reynaud a montré que ces règles peuvent aussi se résoudre *par l'unité.*

cherché le moyen de réunir sur deux lignes verticales, d'une part tous les facteurs du dividende, et d'autre part tous les facteurs du diviseur.

On a trouvé que ce moyen consiste à placer les unes sous les autres toutes les égalités qui résultent des rapports des unités entre elles dans l'ordre de transformation de ces unités, et, après avoir hésité jusqu'à ces derniers temps pour choisir un ordre de rapports facile à suivre et qui s'applique à tous les cas de changes et d'arbitrages (1), on a fini par s'arrêter à celui qui nous paraît le plus simple et qui se résume dans les conditions suivantes :

1º *La première égalité commence par X représentant la quantité cherchée, et finit par le nombre qui exprime la quantité connue* sur laquelle on opère.

2º *Toutes les égalités qui viennent après la première commencent par des unités de la même espèce que celles qui terminent l'égalité précédente.*

3º *La dernière égalité finit par des unités de la même espèce que X, la quantité cherchée.* »

NOTES SUR L'ESCOMPTE.

Pour terminer ce chapitre, tout commercial, j'emprunte à Bourdon une observation sur les *règles d'escompte*, qui sont, comme les *règles d'intérêt*, des applications des *règles de trois.*

« Pour distinguer les deux manières d'escompter, on désigne la première sous le nom *d'escompte en dedans*, et la seconde sous celui *d'escompte en dehors.*

» Ces dénominations sont vicieuses : et il y aurait peut-être plus de raison d'appeler la première *escompte en dehors*, et la seconde *escompte en dedans* : c'est l'opinion de plusieurs arithméticiens, mais l'usage contraire a prévalu. »

Aussi les nomme-t-on généralement aujourd'hui *escompte rationnel et escompte commercial* ; et ce dernier étant le seul employé en France, son étude d'ailleurs fort simple, suffit à la majorité, sinon à la totalité de nos élèves.

Les deux définitions suivantes que j'en ai données ailleurs (2) et qui me paraissent très-exactes, ne se trouvent à ma connaissance dans aucun autre ouvrage d'arithmétique ou de commerce :

L'escompte commercial est l'intérêt de la valeur nominale.
et   —   *rationnel*   —   —   *actuelle.*

---

(1) Cela est si vrai, que dans une édition de MM. Goujon et Sardou, de 1864, postérieure à celle (de 1841) où j'ai pris l'exemple précédent, les 3 équations sont formulées chacune en sens inverse de celui-ci, et réunies aussi en ordre inverse, sans doute pour se conformer à ce qui se faisait dans les règles de trois, c'est-à-dire avoir x à la fin.

$$186 \text{ fr.} = 100 \text{ m.}$$
$$13 \text{ m.} = 1 \text{ liv. st.}$$
$$1 \text{ liv. st.} = x \text{ fr.}$$

(2) Problèmes d'examen par MM. Grimon et Tilmant, p. 71.

DE L'ESPRIT GÉOMÉTRIQUE.

« On peut avoir trois principaux objets dans l'étude de la vérité : l'un, de la découvrir quand on la cherche ; l'autre, de la démontrer quand on la possède ; le dernier, de la discerner d'avec le faux quand on l'examine.

» Je ne parle point du premier ; je traite particulièrement du second, et il enferme le troisième. Car, si l'on sait la méthode de prouver la vérité, on aura en même temps celle de la discerner, puisqu'en examinant si la preuve qu'on en donne est conforme aux règles qu'on connait, on saura si elle est exactement démontrée.

» La géométrie, qui excelle en ces trois genres, a expliqué l'art de découvrir les vérités inconnues, et c'est ce qu'elle appelle *analyse*, et dont il serait inutile de discourir après tant d'excellents ouvrages qui ont été faits.

» Celui de démontrer les vérités déjà trouvées, et de les éclaircir de telle sorte que la preuve en soit invincible, est le seul que je veux donner ; et je n'ai pour cela qu'à expliquer la méthode que la géométrie y observe : car elle l'enseigne parfaitement par ses exemples, quoiqu'elle n'en produise aucun discours. »   (PASCAL.)

Malgré la clarté avec laquelle Pascal expose ensuite cette méthode de *composition*, et qui a fait dire à Lacroix que c'est « ce qu'il y a de plus lumineux dans l'art de raisonner », voici le jugement qu'en a porté un autre philosophe, aveuglé, on peut le dire, par l'esprit de système.

« C'est la synthèse qui a amené la manie des définitions, cette méthode ténébreuse qui commence toujours par où il faut finir, et que cependant on appelle *méthode de doctrine*.

» Je n'en donnerai pas une notion plus précise, soit parce que je ne la comprends pas, soit parce qu'il n'est pas possible de la comprendre Elle échappe d'autant plus, qu'elle prend tous les caractères des esprits qui veulent l'employer et surtout ceux des esprits faux. Voici comment un écrivain célèbre s'explique à ce sujet : *Enfin*, dit-il, *ces deux méthodes* (l'analyse et la synthèse) *ne diffèrent que comme le chemin qu'on fait en montant d'une vallée en une montagne, et celui qu'on fait en descendant de la montagne dans la vallée*. A ce langage, je vois seulement que ce sont là deux méthodes contraires. En effet, on ne peut aller que du connu à l'inconnu. Or, si l'inconnu est sur la montagne, ce ne sera pas en descendant qu'on y arrivera ; et s'il est dans la vallée, ce ne sera pas en montant. Il ne peut donc pas y avoir deux chemins contraires pour y arriver. De pareilles opinions ne méritent pas une critique plus sérieuse (1). »

---

(1) On peut rapprocher la comparaison (p. 45), de ce passage d'Arnauld critiqué par Condillac, et remarquer qu'elle s'applique également bien à la *synthèse* ou à la théorie ; car presque toujours la démonstration d'un théorème repose sur un ou plusieurs autres, qui précèdent, et auxquels il faut remonter.

En lisant cette singulière boutade, on se rappelle involontairement ces jeunes gens dont parle Colin d'Harleville, qui

Parlent avec mépris de tout ce qu'ils ignorent;

cependant, l'on se rappelle que c'est plus d'un siècle avant Condillac, que Pascal avait enseigné les règles de cette *synthèse*, tant dédaignée par le philosophe moderne.

Voici comment Lacroix rend compte de l'emprunt que les métaphysiciens ont fait aux géomètres, de la méthode *analytique*, qui avait fait faire à ceux-ci tant de découvertes.

« Des auteurs de genres très-divers, croyant que la certitude dont la géométrie se glorifiait exclusivement, était due à la méthode des géomètres, s'imaginèrent qu'en appliquant cette méthode aux objets de leurs recherches, ils parviendraient à la mettre pour toujours à l'abri des contestations; mais on sent bien que cette imitation de méthode ne pouvait être qu'imparfaite, et qu'il y avait toujours quelque différence due à la nature même du sujet » (1).

. . . .

« Les mêmes raisons qui avaient fait adopter la marche synthétique dans toutes les sciences, lorsque les géomètres ne procédaient que par théorèmes et par corollaires, portèrent les métaphysiciens, au milieu de ce siècle, à appeler *méthode analytique*, celle dont ils se servirent pour exposer leurs découvertes. »

Or, Lacroix, en analysant les écrits de Condillac, et notamment son *Traité des Sensations*, y trouve « ce qu'on appelle *synthèse* en géométrie »; et il termine en disant : « *qu'on ne saurait retrouver dans les procédés de Condillac cette marche de l'analyse mathématique, qui consiste à supposer la question résolue, et qui vraisemblablement ne saurait s'appliquer aux objets qu'il a traités* »

« En examinant sa *Logique*, sous le même point de vue, je pense, ajoute-t-il, » qu'on sera convaincu comme moi, qu'il y suit une marche synthétique. »

Concluons donc avec Lacroix : « que jusqu'à présent la véritable analyse n'a point » été appliquée à la métaphysique, qui ne semble pas même susceptible de cette » application, du moins dans l'état actuel de la science. »

Sans méconnaître « les progrès qu'a faits la métaphysique entre les mains de Locke » et de Condillac, parce qu'ils ont puisé leurs premières notions dans la nature, et » non pas dans leur imagination, parce qu'ils sont remontés à la véritable origine » des connaissances plutôt que d'en créer une à leur façon », laissons de côté leur prétendue *analyse*; reconnaissons que « la métaphysique n'est susceptible que d'un » progrès limité, qu'il existe dans la théorie des opérations de l'*entendement* un point » que nous ne pourrons jamais dépasser, » et « tournons toute l'activité de notre » esprit vers les sciences physiques, qui nous promettent des découvertes nombreuses » et utiles. » (Lacroix).

---

(1) On trouve dans l'Encyclopédie méthodique (édition Panckouke), un passage analogue sur l'*Application* de la méthode géométrique à la métaphysique, et sur celle de la métaphysique à la géométrie.

L'ANALYSE VA DE L'INCONNU AU CONNU.

Cette affirmation paraîtra peut-être paradoxale, et on trouvera même à l'appui de l'opinion contraire les trois passages suivants d'Arnauld, de Lacroix et de M. Ritt.

1° « Voilà ce qu'on appelle *analyse* ou *résolution*, où il faut remarquer qu'on doit y pratiquer, aussi bien que dans la méthode qu'on appelle de *composition*, de passer toujours de ce qui est plus connu à ce qui l'est moins ; car il n'y a point de vraie méthode qui puisse se dispenser de cette règle. »

2° « La méthode qui nous a fait découvrir les nombres cherchés, n'est point particulière à cette question (*connaissant la somme de deux nombres et leur différence*, *trouver chacun de ces nombres*) : c'est l'analyse, qui, procédant toujours du connu à l'inconnu, s'applique à la recherche de la vérité dans quelque science que ce soit »

3° « Si la méthode qui procède du connu à l'inconnu par des degrés insensibles, et qui dérive de la plus simple des facultés intellectuelles, a seule pu former l'ensemble de la science, alors qu'elle n'était qu'un assemblage irrégulier d'observations ou d'expériences individuelles, n'est-il pas naturel d'y avoir recours lorsqu'il s'agit d'arriver à la connaissance d'une vérité nouvelle à l'aide des vérités déjà acquises ? Or cette méthode n'est autre chose que l'analyse, qui, décomposant jusqu'à ses plus simples éléments l'objet soumis à son examen, fait connaître les relations mutuelles de ces idées élémentaires entre elles, et les reconstruit ensuite, par une marche opposée, dans leur ensemble primitif. » (Ritt, *Problèmes de géométrie*, p. 3.)

La remarque d'Arnauld ne doit pas être séparée de celle qu'il donne immédiatement après, et qui, expliquant et complétant le sens de celle-ci, répond à l'objection qu'on croirait pouvoir en tirer.

Le passage de Lacroix est emprunté à son édition de l'Algèbre de Clairaut (signée L. C. à la fin de la préface, 1797), et se trouve dans la note 1, sur le *but* de l'algèbre et ses *moyens*; mais on le chercherait en vain dans sa propre Algèbre, où il emploie cependant le même exemple. On y trouve, par contre, la règle suivante pour la *mise en équation*: « Indiquer, à l'aide des signes algébriques sur les quantités connues, » représentées soit par des lettres, et sur les quantités inconnues représentées toujours » par des lettres, les mêmes raisonnements et les mêmes opérations qu'il faudrait » effectuer pour vérifier les valeurs des inconnues, si elles étaient données. » (Lacroix, 12e édition, page 24). — Or il avait dit d'abord, note II sur l'ouvrage de Clairaut:

« Bezout a donné dans ses Éléments d'Algèbre une règle qui conduit toujours à mettre en équation un problème, lorsqu'il est bien énoncé. Voici comment cette règle est conçue :

« Représentez la quantité ou les quantités cherchées chacune par une lettre; et » ayant examiné avec attention l'état de la question, faites, à l'aide des signes » algébriques, sur ces quantités et sur les quantités connues, les mêmes opérations » et les mêmes raisonnements que vous feriez, si, connaissant les valeurs des » inconnues, vous vouliez les vérifier. »

On voit que Bezout part ici de l'inconnue, beaucoup plus clairement que Lacroix ; aussi la règle de Bezout me paraît préférable, quoiqu'on fasse souvent à Lacroix l'honneur de l'avoir formulée le premier. (1)

---

(1) Eysséric et Pascal, *Algèbre*. Page 61.

Quant à l'espèce de définition donnée par M. Ritt, elle s'applique beaucoup mieux à la *synthèse* qu'à l'*analyse*; à moins qu'il ne s'agisse de l'analyse en général dont parle Condillac : dans ce cas, nous renvoyons à ce qui en a été dit dans la note précédente.

Qu'on me permette, pour finir, de citer ici ce que j'ai dit de l'analyse (Bulletin N° 5), avant d'avoir lu ce qu'en avait écrit Arnauld.

« *L'analyse* consiste, une fois la question posée, ou le but indiqué, à s'éloigner de ce but en le tenant en vue, pour ensuite y revenir par la *synthèse*, après avoir reconnu la route à suivre pour l'atteindre.

» Un bel exemple d'analyse et de synthèse réunies se trouve dans ce théorème, qu'on applique aussi aux côtés d'un triangle : « Quand deux circonférences se coupent, » la distance des centres est plus petite que la somme des rayons et plus grande que » leur différence, c'est-à-dire qu'on a $D < R + r$, *et* $D > R - r$. *(Faire la figure).*

« La première partie est évidente ; voyons la deuxième, $D > R - r$.

ANALYSE { Supposons le théorème démontré, c'est-à-dire qu'on ait $D > R - r$; } SYNTHÈSE
{ alors on aura aussi, en ajoutant r à chaque membre, $D + r > R$; }
{ mais cela est évident. }

« Si donc nous partons de cette dernière inégalité, en utilisant (différemment) la relation qui la lie à la précédente, nous aurons facilement celle-ci. On tire en effet de $D + r > R$, l'inégalité proposée $D > R - r$. en retranchant r à chaque membre.

» On voit que ce raisonnement est l'inverse du raisonnement par l'*absurde* (1), où l'on suppose d'abord vrais *tous les contraires* de ce qu'on veut prouver, pour montrer ensuite qu'ils sont tous faux, et que par suite, le fait énoncé est seul vrai; tandis qu'ici on suppose vraie la chose à prouver elle-même, en cherchant à quelles vérités reconnues elle conduit en s'y rattachant, pour la déduire ensuite directement de ces vérités.

» L'analyse, en allant ainsi de *l'inconnu au connu*, pour revenir ensuite, en suivant la même route, *du connu à l'inconnu*, est le procédé de recherche le plus parfait. Si l'on veut bien me passer une expression qui paraîtra peut-être triviale, mais qui rend fort bien ma pensée, l'analyse consiste, comme dans le *Jeu du Cavalier*, à *reculer pour mieux sauter* (2).

» La recherche de la solution ou de la voie à suivre n'est pas autre chose, en effet, qu'une sorte de mouvement en arrière, souvent à tâtons, jusqu'à ce que l'on soit arrivé à trouver un point d'où l'on découvre clairement le but et la route qui doit y conduire. »

Ajoutons, pour terminer, que c'est l'analyse seule qui nous a fait choisir entre les trois inégalités,

$$D + R > r, \quad D + r > R, \quad \text{et } R + r > D,$$

celle qui devait nous conduire à la démonstration cherchée. C'est aussi par esprit d'analyse que nous avons écrit ces trois inégalités dans le même sens que celle qu'il s'agit de prouver, d'après ce proverbe, toujours applicable dans ces sortes de questions : *Qui veut la fin veut les moyens.*

(1) Voir p. 50, note.
(2) Voir p. 42, note.

ANALYSE & SYNTHÈSE (1).

On peut appeler généralement *méthode* l'art de bien disposer une suite de plusieurs pensées, ou pour découvrir la vérité quand nous l'ignorons, ou pour la prouver aux autres quand nous la connaissons déjà.

Ainsi, il y a deux sortes de méthodes : l'une pour découvrir la vérité, qu'on appelle *analyse* ou *méthode de résolution*, et qu'on peut aussi appeler *méthode d'invention ;* et l'autre, pour la faire entendre aux autres quand on l'a trouvée, qu'on appelle *synthèse* ou *méthode de composition*, et qu'on peut aussi appeler *méthode de doctrine*.

On ne traite pas d'ordinaire par analyse le corps entier d'une science, mais on s'en sert seulement pour résoudre quelque question (2).

Or, toutes les questions sont ou de mots ou de choses.

J'appelle ici questions de mots, non pas celles où on cherche des mots, mais celles où, par les mots, on cherche des choses : comme celles où il s'agit de trouver le sens d'une énigme, ou d'expliquer ce qu'a voulu dire un auteur par des paroles obscures et ambiguës.

Les questions de choses peuvent se réduire à quatres principales espèces.

La première est quand on cherche les causes par les effets. On sait, par exemple, les divers effets de l'aimant ; on en cherche la cause : on sait les divers effets qu'on a accoutumé d'attribuer à l'horreur du vide ; on cherche si c'en est la vraie cause, et on a trouvé que non : on connaît le flux et le reflux de la mer ; on demande quelle peut-être la cause d'un si grand mouvement et si réglé ?

La deuxième est quand on cherche les effets par les causes. On a su, par exemple, de tout temps, que le vent et l'eau avaient grande force pour mouvoir les corps ; mais les anciens n'ayant pas assez examiné quels pouvaient être les effets de ces causes, ne les avaient point appliqués, comme on a fait depuis, par le moyen de moulins, à un grand nombre de choses très-utiles à la société humaine, et qui soulagent notablement le travail des hommes, ce qui devrait être le fruit de la vraie physique : de sorte que l'on peut dire que la première sorte des questions, où l'on cherche les causes par les effets, fait toute la spéculation de la physique ; et que la seconde sorte, où l'on cherche les effets par les causes, en fait toute la pratique.

La troisième espèce des questions est, quand par les parties on cherche le tout : comme lorsqu'ayant plusieurs nombres, on en cherche la somme, en les ajoutant l'un à l'autre ; ou qu'en ayant deux, on en cherche le produit, en les multipliant l'un par l'autre.

La quatrième est quand, ayant le tout et quelque partie, on cherche une autre partie : comme lorsque ayant un nombre et ce que l'on en doit ôter, on cherche ce qui restera ; ou qu'ayant un nombre, on cherche quelle en sera la tantième partie.

Mais il faut remarquer que, pour étendre plus loin ces deux dernières sortes de questions, et afin qu'elles comprennent ce qui ne pourrait pas proprement se

---

(1) Logique de Port-Royal, 4ᵉ partie. De la Méthode, chap. II. Édition de M. C. Jourdain.

(2) La plus grande partie de tout ce que l'on dit ici des questions, a été tirée d'un manuscrit de Descartes que M. Clerselier a eu la bonté de prêter. (Note de Port-Royal).

rapporter aux deux premières, il faut prendre le mot de partie plus généralement pour tout ce que comprend une chose : ses modes, ses extrémités, ses accidents, ses propriétés, et généralement tous ses attributs ; de sorte que ce sera, par exemple, chercher un tout par ses parties, que de chercher l'aire d'un triangle par sa hauteur et par sa base ; et ce sera, au contraire, chercher une partie par le tout et une autre partie, que de chercher le côté d'un rectangle par la connaissance qu'on a de son aire et de l'un de ses côtés.

Or, de quelque nature que soit la question que l'on propose de résoudre, la première chose qu'il faut faire est de concevoir nettement et distinctement ce que c'est précisément qu'on demande, c'est-à-dire quel est le point précis de la question.

Car il faut éviter ce qui arrive à plusieurs, qui, par une précipitation d'esprit, s'appliquent à résoudre ce qu'on leur propose, avant que d'avoir assez considéré par quels signes et par quelles marques ils pourront reconnaître ce qu'ils cherchent, quand ils le rencontreront : comme si un valet à qui son maître aurait commandé de chercher l'un de ses amis, se hâtait d'y aller avant que d'avoir su particulièrement de son maître quel est cet ami.

Or, encore que dans toute question il y ait quelque chose d'inconnu, autrement il n'y aurait rien à chercher, il faut néanmoins que cela même qui est inconnu soit marqué et désigné par de certaines conditions qui nous déterminent à chercher une chose plutôt qu'une autre, et qui puissent nous faire juger, quand nous l'aurons trouvée, que c'est ce que nous cherchions.

Et ce sont ces conditions que nous devons bien envisager d'abord, en prenant garde de n'en point ajouter qui ne soient pas enfermées dans ce que l'on a proposé, et de n'en point omettre qui y seraient enfermées ; car on peut pécher en l'une et en l'autre manière.

On pécherait en la première, si, lors, par exemple, que l'on nous demande quel est l'animal qui, au matin marche à quatre pieds, à midi à deux, et au soir à trois, on se croyait astreint de prendre tous ces mots de pied, de matin, de midi, de soir dans leur propre et naturelle signification ; car celui qui propose cette énigme n'a point mis pour condition qu'on dût les prendre de la sorte ; mais il suffit que ces mots puissent, par métaphore, se rapporter à une autre chose ; et ainsi cette question est bien résolue, quand on dit que cet animal est l'homme.

Supposons encore qu'on nous demande par quel artifice pouvait avoir été faite la figure d'un Tantale, qui, étant couché sur une colonne, au milieu d'un vase, en posture d'un homme qui se penche pour boire, ne pouvait jamais le faire, parce que l'eau pouvait bien monter dans le vase jusqu'à sa bouche, mais s'enfuyait toute sans qu'il en demeurât rien dans le vase aussitôt qu'elle était arrivée jusqu'à ses lèvres ; on pécherait, en ajoutant des conditions qui ne serviraient de rien à la solution de cette demande, si on s'amusait à chercher quelque secret merveilleux dans la figure de ce Tantale qui ferait fuir cette eau aussitôt qu'elle aurait touché ses lèvres, car cela n'est point enfermé dans la question ; et si on le conçoit bien, on doit la réduire à ces termes, de faire un vase qui tienne l'eau, n'étant plein que jusqu'à une certaine hauteur, et qui la laisse toute aller, si on le remplit davantage ; et cela est fort aisé ; car il ne faut que cacher un siphon dans la colonne, qui ait un petit trou en bas par où l'eau y entre, et dont la plus longue jambe ait son ouverture par-dessous le pied du vase : tant que l'eau que l'on mettra dans le vase ne sera pas arrivée au haut du siphon, elle y demeurera ; mais quand elle y sera arrivée, elle s'enfuira toute par la plus longue jambe du siphon, qui est ouverte au-dessous du pied du vase.

On demande encore quel pouvait être le secret de ce buveur d'eau qui se fit voir à Paris, il y a vingt ans, et comment il pouvait se faire qu'en jetant de l'eau de sa bouche, il remplit en même temps cinq ou six verres différents d'eaux de diverses couleurs. Si on s'imagine que ces eaux de diverses couleurs étaient dans son estomac et qu'il les séparait en les jetant l'une dans un verre et l'autre dans l'autre, on cherchera un secret que l'on ne trouvera jamais, parce qu'il n'est pas possible : au lieu qu'on n'a qu'à chercher pourquoi l'eau sortie en même temps de la même bouche paraissait de diverses couleurs dans chacun de ces verres; et il y a grande apparence que cela venait de quelque teinture qu'il avait mise au fond de ces verres.

C'est aussi l'artifice de ceux qui proposent des questions qu'ils ne veulent pas que l'on puisse résoudre facilement, d'environner ce qu'on doit trouver de tant de conditions inutiles, et qui ne servent de rien à le faire trouver, que l'on ne puisse pas facilement découvrir le vrai point de la question, et qu'ainsi on perde le temps et on se fatigue inutilement l'esprit en s'arrêtant à des choses qui ne peuvent contribuer en rien à la résoudre.

L'autre manière dont on pèche, dans l'examen des conditions de ce que l'on cherche, est quand on en omet qui sont essentielles à la question que l'on propose. On propose, par exemple, de trouver par art le mouvement perpétuel; car on sait bien qu'il y en a de perpétuels dans la nature, comme sont les mouvements des fontaines, des rivières, des astres. Il y en a qui, s'étant imaginé que la terre tourne sur son centre, et que ce n'est qu'un gros aimant dont la pierre d'aimant a toutes les propriétés, ont cru aussi qu'on pourrait disposer un aimant de telle sorte qu'il tournerait toujours circulairement ; mais quand cela serait, on n'aurait pas satisfait au problème de trouver par art le mouvement perpétuel, puisque ce mouvement serait aussi naturel que celui d'une roue qu'on expose au courant d'une rivière.

Lors donc qu'on a bien examiné les conditions qui désignent et qui marquent ce qu'il y a d'inconnu dans la question, il faut ensuite examiner ce qu'il y a de connu, puisque c'est par là qu'on doit arriver à la connaissance de ce qui est inconnu ; car il ne faut pas nous imaginer que nous devions trouver un nouveau genre d'être, au lieu que notre lumière ne peut s'étendre qu'à reconnaître que ce que l'on cherche participe en telle et telle manière à la nature des choses qui nous sont connues. Si un homme, par exemple, était aveugle de naissance, on se tuerait en vain de chercher des arguments et des preuves pour lui faire avoir les vraies idées des couleurs telles que nous les avons par les sens; et de même, si l'aimant et les autres corps dont on cherche la nature étaient un nouveau genre d'êtres, et tel que notre esprit n'en aurait point conçu de de semblables, nous ne devrions pas nous attendre de le connaître jamais par raisonnement; mais nous aurions besoin pour cela d'un autre esprit que le nôtre. Et ainsi on doit croire avoir trouvé tout ce qui peut se trouver par l'esprit humain, si on peut concevoir distinctement un tel mélange des êtres et des natures qui nous sont connus, qu'il produise tous les effets que nous voyons dans l'aimant (1).

Or, c'est dans l'attention que l'on fait à ce qu'il y a de connu dans la question que l'on veut résoudre, que consiste principalement l'analyse; tout l'art étant de tirer de cet examen beaucoup de vérités qui puissent nous mener à la connaissance de ce que nous cherchons.

---

(1) Ici s'arrête l'emprunt fait à Descartes. (*Note de M. C. Jourdain.*)

Comme si l'on propose : *Si l'âme de l'homme est immortelle*, et que, pour le chercher, on s'applique à considérer la nature de notre âme, on y remarque, premièrement, que c'est le propre de l'âme de penser, et qu'elle pourrait douter de tout, sans pouvoir douter si elle pense, puisque le doute même est une pensée. On examine ensuite ce que c'est que de penser ; et, ne voyant point que dans l'idée de la pensée il y ait rien d'enfermé de ce qui est enfermé dans l'idée de la substance étendue qu'on appelle corps, et qu'on peut même nier de la pensée tout ce qui appartient au corps, comme d'être long, large, profond, d'avoir diversité de parties, d'être d'une telle ou d'une telle figure, d'être divisible, etc.; sans détruire pour cela l'idée qu'on a de la pensée ; on en conclut que la pensée n'est point un mode de la substance étendue, parce qu'il est de la nature du mode de ne pouvoir être conçu en niant de lui la chose dont il serait mode. D'où l'on infère encore que la pensée n'étant point un mode de la substance étendue, il faut que ce soit l'attribut d'une autre substance ; et qu'ainsi la substance qui pense et la substance étendue soient deux substances réellement distinctes. D'où il s'ensuit que la destruction de l'une ne doit point emporter l'autre ; puisque même la substance étendue n'est point proprement détruite, mais que tout ce qui arrive, en ce que nous appelons destruction, n'est autre chose que le changement ou la dissolution de quelques parties de la matière, qui demeure toujours dans la nature, comme nous jugeons fort bien qu'en rompant toutes les roues d'une horloge, il n'y a point de substance détruite, quoique l'on dise que cette horloge est détruite : ce qui fait voir que l'âme, n'étant point divisible et composée d'aucunes parties, ne peut périr, et par conséquent qu'elle est immortelle.

Voilà ce qu'on appelle *analyse* ou *résolution*, où il faut remarquer :

1º Qu'on doit y pratiquer, aussi bien que dans la méthode qu'on appelle la *composition*, de passer toujours de ce qui est plus connu à ce qui l'est moins ; car il n'y a point de vraie méthode qui puisse se dispenser de cette règle.

2º Mais qu'elle diffère de celle de composition, en ce que l'on prend ces vérités connues dans l'examen particulier de la chose que l'on se propose de connaître, et non dans les choses plus générales, comme on fait dans la méthode de doctrine. Ainsi, dans l'exemple que nous avons proposé, on ne commence pas par l'établissement de ces maximes générales : que nulle substance ne périt à proprement parler ; que ce qu'on appelle destruction n'est qu'une dissolution de parties ; qu'ainsi ce qui n'a point de parties ne peut être détruit, etc. ; mais on monte par degrés à ces connaissances générales.

3º On n'y propose les maximes claires et évidentes qu'à mesure qu'on en a besoin, au lieu que dans l'autre, on les établit d'abord ainsi que nous dirons plus bas.

4º Enfin ces deux méthodes ne diffèrent que comme le chemin qu'on fait en montant d'une vallée en une montagne, de celui que l'on fait en descendant de la montagne dans la vallée ; ou comme diffèrent les deux manières dont on peut se servir pour prouver qu'une personne est descendue de saint Louis, dont l'une est de montrer que cette personne a tel pour père, qui était fils d'un tel, et celui-là d'un autre, et ainsi jusqu'à saint Louis ; et l'autre de commencer par saint Louis, et montrer qu'il a eu tels enfants, et ces enfants d'autres, en descendant jusqu'à la personne dont il s'agit. Et cet exemple est d'autant plus propre, en cette rencontre, qu'il est certain que, pour *trouver* une généalogie inconnue, il faut remonter du fils au père : au lieu que, pour l'*expliquer* après l'avoir *trouvée*, la manière la plus ordinaire est de commencer par le tronc pour en faire voir les descendants ; qui est aussi ce qu'on fait d'ordinaire dans les sciences, où, après s'être servi de l'analyse pour *trouver* quelque vérité, on se sert de l'autre méthode pour *expliquer* ce qu'on a trouvé.

4

On peut comprendre par là ce que c'est que l'analyse des géomètres : car voici en quoi elle consiste. Une question leur ayant été proposée, dont ils ignorent la vérité ou la fausseté si c'est un théorème, la possibilité ou l'impossibilité si c'est un problème, ils supposent que cela est comme il est proposé ; et, examinant ce qui s'ensuit de là, s'ils arrivent, dans cet examen, à quelque vérité claire dont ce qui leur est proposé soit une suite nécessaire, ils en concluent que ce qui leur est proposé est vrai ; et reprenant ensuite par où ils avaient fini, ils le démontrent par l'autre méthode, qu'on appelle de *composition*. Mais s'ils tombent par une suite nécessaire de ce qui leur est proposé, dans quelque absurdité ou impossibilité, ils en concluent que ce qu'on leur avait proposé est faux et impossible (1).

Voilà ce qu'on peut dire généralement de l'analyse, qui consiste plus dans le jugement et dans l'adresse de l'esprit que dans des règles particulières. Ces quatre règles néanmoins, que Descartes propose dans sa *Méthode*, peuvent être utiles pour se garder de l'erreur en voulant chercher la vérité dans les sciences humaines, quoique, à dire vrai, elles soient générales pour toutes sortes de méthodes, et non particulières pour la seule analyse.

« La première est de ne recevoir jamais aucune chose pour vraie, qu'on ne la connaisse » évidemment être telle, c'est-à-dire d'éviter soigneusement la précipitation, et de ne » comprendre rien de plus en ses jugements que ce qui se présente si clairement à » l'esprit qu'on n'ait aucune occasion de le mettre en doute.

» La deuxième de diviser chacune des difficultés qu'on examine en autant de parcelles » qu'il se peut, et qu'il est requis pour les résoudre.

» La troisième, de conduire par ordre ses pensées, en commençant par les objets » les plus simples et les plus aisés à connaître, pour monter peu à peu, comme par » degrés, jusqu'à la connaissance des plus composés, et supposant même de l'ordre » entre ceux qui ne se précèdent point naturellement les uns les autres.

» La quatrième, de faire partout des dénombrements si entiers et des revues si » générales qu'on puisse s'assurer de ne rien omettre.

Il est vrai qu'il y a beaucoup de difficulté à observer ces règles ; mais il est toujours avantageux de les avoir dans l'esprit, et de les garder autant que l'on peut lorsqu'on veut trouver la vérité par la voie de la raison, et autant que notre esprit est capable de la connaître.

---

(1) « La démonstration des théorèmes, dans la forme qu'on appelle *réduction à l'absurde*, est, à » proprement parler, un procédé analytique, car on y suppose que la proposition énoncée est vraie, » et on en cherche certaines conséquences qui, se trouvant absurdes, font voir que l'hypothèse que » l'on examine l'est aussi. » (Lacroix, Essais.) — Voir p. 45.
On trouve dans la Logique de Port-Royal (4e partie, chap. IX, défaut III), ce qu'on a écrit de plus juste sur ce genre de démonstration, et sur l'abus qu'en a fait Euclide. Pascal, pour en montrer la valeur, dit très-habilement, avant de l'appliquer à un exemple : « C'est une maladie naturelle à » l'homme de croire qu'il possède la vérité directement ; et de là vient qu'il est toujours disposé à nier » tout ce qui lui paraît incompréhensible ; au lieu qu'en effet, il ne connaît naturellement que le » mensonge, et qu'il ne doit prendre pour véritables que les choses dont le contraire lui paraît faux... »

(Note de l'auteur.)

DE L'AUTORITÉ EN MATIÈRE DE PHILOSOPHIE (1).

Le respect que l'on porte à l'antiquité est aujourd'hui à tel point, dans les matières où il doit avoir moins de force, que l'on se fait des oracles de toutes ses pensées et des mystères même de ses obscurités ; que l'on ne peut plus avancer de nouveautés sans péril, et que le texte d'un auteur suffit pour détruire les plus fortes raisons (2)....

Ce n'est pas que mon intention soit de corriger un vice par un autre, et de ne faire nulle estime des anciens, parce que l'on en fait trop.

Je ne prétends pas bannir leur autorité pour relever le raisonnement tout seul, quoique l'on veuille établir leur autorité seule au préjudice du raisonnement....

Pour faire cette importante distinction avec attention, il faut considérer que les unes dépendent seulement de la mémoire et sont purement historiques, n'ayant pour objet que de savoir ce que les auteurs ont écrit ; les autres dépendent seulement du raisonnement et sont entièrement dogmatiques, ayant pour objet de chercher et découvrir les vérités cachées.

C'est suivant cette distinction qu'il faut régler différemment l'étendue de ce respect.

Dans les matières où l'on recherche seulement de savoir ce que les auteurs ont écrit, comme dans l'histoire, dans la géographie, dans la jurisprudence, dans les langues, et surtout dans la théologie, et enfin dans toutes celles qui ont pour principe, ou le fait simple, ou l'institution divine ou humaine, il faut nécessairement recourir à leurs livres, puisque tout ce que l'on en peut savoir y est contenu : d'où il est évident que l'on peut en avoir la connaissance entière, et qu'il n'est pas possible d'y rien ajouter.

S'il s'agit de savoir qui fut premier roi des Français ; en quel lieu les géographes placent le premier méridien ; quels mots sont usités dans une langue morte, et toutes les choses de cette nature ; quels autres moyens que les livres pourraient nous y conduire ? Et qui pourra rien ajouter de nouveau à ce qu'il nous en apprennent, puisqu'on ne veut savoir que ce qu'ils contiennent ?

C'est l'autorité seule qui nous en peut éclaircir. Mais où cette autorité a la principale force, c'est dans la théologie, parce qu'elle y est inséparable de la vérité, et que nous ne la connaissons que par elle : de sorte que pour donner la certitude entière des matières les plus incompréhensibles à la raison, il suffit de les faire voir dans les livres sacrés ; comme pour montrer l'incertitude des choses les plus vraisemblables, il faut seulement faire voir qu'elles n'y sont pas comprises, parce que ses principes sont au-dessus de la nature et de la raison, et que, l'esprit de l'homme étant trop faible pour y arriver par ses propres efforts, il ne peut parvenir à ces hautes intelligences s'il n'y est porté par une force toute-puissante et surnaturelle.

---

(1) Ce morceau, publié pour la première fois par Bossut, faisait partie de la préface d'un *Traité du vide*, que Pascal paraît avoir composé de 1647 à 1651, et qui ne s'est pas retrouvé à sa mort dans ses papiers. Ici, comme plus haut, nous avons suivi le texte de l'édition de M. Faugère, en conservant toutefois ce titre un peu arbitraire : *De l'autorité en matière de philosophie*, qui avait été adopté par le premier éditeur, et sous lequel ces admirables pages sont devenues populaires.

(2) Il y a ici, dans le manuscrit collationné par M. Faugère, une lacune qui se reproduit quelques lignes plus bas, et que nous avons marquée par des points. (*Notes de M. C. Jourdain.*)

Il n'en est pas de même des sujets qui tombent sous les sens ou sous le raisonnement : l'autorité y est inutile ; la raison seule a lieu d'en connaître. Elles ont leurs droits séparés : l'une avait tantôt tout l'avantage ; ici l'autre règne à son tour. Mais comme les sujets de cette sorte sont proportionnés à la portée de l'esprit, il trouve une liberté tout entière de s'y étendre : sa fécondité inépuisable produit continuellement, et ses inventions peuvent être tout ensemble sans fin et sans interruption.

C'est ainsi que la géométrie, l'arithmétique, la musique, la physique, la médecine, l'architecture, et toutes les sciences qui sont soumises à l'expérience et au raisonnement, doivent être augmentées pour devenir parfaites. Les anciens les ont trouvées seulement ébauchées par ceux qui les ont précédés, et nous les laisserons à ceux qui viendront après nous en un état plus accompli que nous ne les avons reçues.

Comme leur perfection dépend du temps et de la peine, il est évident qu'encore que notre peine et notre temps nous eussent moins acquis que leurs travaux séparés des nôtres, tous deux néanmoins joints ensemble doivent avoir plus d'effet que chacun en particulier.

L'éclaircissement de cette différence doit nous faire plaindre l'aveuglement de ceux qui apportent la seule autorité pour preuve dans les matières physiques, au lieu du raisonnement ou des expériences ; et nous donner de l'horreur pour la malice des autres, qui emploient le raisonnement seul dans la théologie au lieu de l'autorité de l'Écriture et des Pères. Il faut relever le courage de ces gens timides qui n'osent rien inventer en physique, et confondre l'insolence de ces téméraires qui produisent des nouveautés en théologie. Cependant le malheur du siècle est tel, qu'on voit beaucoup d'opinions nouvelles en théologie, inconnues à toute l'antiquité, soutenues avec obstination et reçues avec applaudissement ; au lieu que celles qu'on produit dans la physique, quoiqu'en petit nombre, semblent devoir être convaincues de fausseté dès qu'elles choquent tant soit peu les opinions reçues : comme si le respect qu'on a pour les anciens philosophes était de devoir, et que celui que l'on porte aux plus anciens des Pères était seulement de bienséance ! Je laisse aux personnes judicieuses à remarquer l'importance de cet abus qui pervertit l'ordre des sciences avec tant d'injustice ; et je crois qu'il y en aura peu qui ne souhaitent que cette *liberté* (1) s'applique à d'autres matières, puisque les inventions nouvelles sont infailliblement des erreurs dans les matières que l'on profane impunément, et qu'elles sont absolument nécessaires pour la perfection de tant d'autres sujets incomparablement plus bas, que toutefois on n'oserait toucher.

Partageons avec plus de justice notre crédulité et notre défiance, et bornons ce respect que nous avons pour les anciens. Comme la raison le fait naître, elle doit aussi le mesurer ; et considérons que s'ils fussent demeurés dans cette retenue de n'oser rien ajouter aux connaissances qu'ils avaient reçues, ou que ceux de leur temps eussent fait la même difficulté de recevoir les nouveautés qu'ils leur offraient, ils se seraient privés eux-mêmes et leur postérité du fruit de leurs inventions.

Comme ils ne se sont servi de celles qui leur avaient été laissées que comme de moyens pour en avoir de nouvelles, et que cette heureuse hardiesse leur avait ouvert le chemin aux grandes choses, nous devons prendre celles qu'ils nous ont

---

(1) Le **mot** souligné, que M. Faugère a rétabli par conjecture, est en blanc dans le manuscrit.

acquises de la même sorte, et à leur exemple en faire les moyens et non pas la fin de notre étude, et ainsi tâcher de les surpasser en les imitant.

Car qu'y a-t-il de plus injuste que de traiter nos anciens avec plus de retenue qu'ils n'ont fait ceux qui les ont précédés, et d'avoir pour eux ce respect inviolable qu'ils n'ont mérité de nous que parce qu'ils n'en ont pas eu un pareil pour ceux qui ont eu sur eux le même avantage ?

Les secrets de la nature sont cachés ; quoiqu'elle agisse toujours, on ne découvre pas toujours ses effets : le temps les révèle d'âge en âge, et quoique toujours égale en elle-même, elle n'est pas toujours également connue.

Les expériences qui nous en donnent l'intelligence multiplient continuellement ; et, comme elles sont les seuls principes de la physique, les conséquences multiplient à proportion.

C'est de cette façon que l'on peut aujourd'hui prendre d'autres sentiments et de nouvelles opinions, sans mépriser *les anciens et* sans ingratitude (1), puisque les premières connaissances qu'ils nous ont données, ont servi de degrés aux nôtres, et que dans ces avantages nous leur sommes redevables de l'ascendant que nous avons sur eux, parce que s'étant élevés jusqu'à un certain degré où ils nous ont portés, le moindre effort nous fait monter plus haut, et avec moins de peine et moins de gloire nous nous trouvons au-dessus d'eux. C'est de là que nous pouvons découvrir des choses qu'il leur était impossible d'apercevoir. Notre vue a plus d'étendue, et quoiqu'ils connussent aussi bien que nous tout ce qu'ils pouvaient remarquer de la nature, ils n'en connaissaient pas tant néanmoins, et nous voyons plus qu'eux.

Cependant, il est étrange de quelle sorte on révère leurs sentiments. On fait un crime de les contredire, et un attentat d'y ajouter, comme s'ils n'avaient plus laissé de vérités à connaître.

N'est-ce pas là traiter indignement la raison de l'homme, et la mettre en parallèle avec l'instinct des animaux, puisqu'on en ôte la principale différence, qui consiste en ce que les effets du raisonnement augmentent sans cesse, au lieu que l'instinct demeure toujours dans un état égal ? Les ruches des abeilles étaient aussi bien mesurées il y a mille ans qu'aujourd'hui ; chacune d'elles forme cet hexagone aussi exactement la première fois que la dernière. Il en est de même de tout ce que les animaux produisent par ce mouvement occulte. La nature les instruit à mesure que la nécessité les presse ; mais cette science fragile se perd avec les besoins qu'ils en ont : comme ils la reçoivent sans étude, ils n'ont pas le bonheur de la conserver ; et toutes les fois qu'elle leur est donnée, elle leur est nouvelle, puisque la nature n'ayant pour objet que de maintenir les animaux dans un ordre de perfection bornée, elle leur inspire cette science nécessaire, toujours égale, de peur qu'ils ne tombent dans le dépérissement, et ne permet pas qu'ils y ajoutent, de peur qu'ils ne passent les limites qu'elle leur a prescrites. Il n'en est pas de même de l'homme, qui n'est produit que pour l'infinité. Il est dans l'ignorance au premier âge de sa vie ; mais il s'instruit sans cesse dans son progrès ; car il tire avantage, non-seulement de sa propre expérience, mais encore de celle de ses prédécesseurs, parce qu'il garde toujours dans sa mémoire les connaissances qu'il s'est une fois acquises, et que celles des anciens lui sont toujours présentes dans les livres qu'ils ont laissés. Et comme il conserve ces connais-

---

(1) Les mots soulignés ne se trouvent pas dans le manuscrit.

sances, il peut aussi les augmenter facilement ; de sorte que les hommes sont aujourd'hui en quelque sorte dans le même état où se trouveraient ces anciens philosophes, s'ils pouvaient avoir vieilli jusques à présent, en ajoutant aux connaissances qu'ils avaient celles que leurs études auraient pu leur acquérir à la faveur de tant de siècles. De là vient que, par une prérogative particulière, non-seulement chacun des hommes s'avance de jour en jour dans les sciences, mais que tous les hommes ensemble y font un continuel progrès à mesure que l'univers vieillit, parce que la même chose arrive dans la succession des hommes que dans les âges différents d'un particulier. De sorte que toute la suite des hommes, pendant le cours de tant de siècles, doit être considérée comme un même homme qui subsiste toujours et qui apprend continuellement : d'où l'on voit avec combien d'injustice nous respectons l'antiquité dans ses philosophes ; car, comme la vieillesse est l'âge le plus distant de l'enfance, qui ne voit que la vieillesse dans cet homme universel ne doit pas être cherchée dans les temps proches de sa naissance, mais dans ceux qui en sont les plus éloignés ? Ceux que nous appelons anciens étaient véritablement nouveaux en toutes choses, et formaient l'enfance des hommes proprement ; et comme nous avons joint à leurs connaissances l'expérience des siècles qui les ont suivis, c'est en nous que l'on peut trouver cette antiquité que nous révérons dans les autres (1).

Ils doivent être admirés dans les conséquences qu'ils ont bien tirées du peu de principes qu'ils avaient, et ils doivent être excusés dans celles où ils ont plutôt manqué du bonheur de l'expérience que de la force du raisonnement.

Car n'étaient-ils pas excusables dans la pensée qu'ils ont eue pour la *voie de lait*, quand la faiblesse de leurs yeux n'ayant pas encore reçu le secours de l'artifice, ils ont attribué cette couleur à une plus grande solidité en cette partie du ciel, qui renvoie la lumière avec plus de force ?

Mais ne serions-nous pas inexcusables de demeurer dans la même pensée, maintenant qu'aidés des avantages que nous donne la lunette d'approche, nous y avons découvert une infinité de petites étoiles, dont la splendeur plus abondante nous a fait reconnaître quelle est la véritable cause de cette blancheur ?

N'avaient-ils pas aussi sujet de dire que tous les corps corruptibles étaient renfermés dans la sphère du ciel de la lune, lorsque durant le cours de tant de siècles il n'avaient point encore remarqué de corruptions ni de générations hors de cet espace ? Mais ne devons-nous pas assurer le contraire, lorsque toute la terre a vu sensiblement des comètes s'enflammer et disparaître bien loin au delà de cette sphère ?

C'est ainsi que sur le sujet du vide, ils avaient droit de dire que la nature n'en souffrait point, parce que toutes leurs expériences leur avaient toujours fait remarquer qu'elle l'abhorrait et ne le pouvait souffrir.

Mais si les nouvelles expériences leur avaient été connues, peut-être auraient-ils trouvé sujet d'affirmer ce qu'ils ont eu sujet de nier par là que le vide n'avait point encore paru. Aussi dans le jugement qu'ils ont fait que la nature ne souffrait point

---

(1) Cette comparaison, si éloquemment juste, nous paraît être une réminiscence du chancelier Bacon. qui s'exprime en ces termes au premier livre du *Novum Organum*, aph, 84 : « Mundi senium etc.., Malebranche a dit, de son côté, mais plus faiblement, *Rech. de la Vérité*, II, 2ᵉ partie, chap. III : « On ne considère pas.... qu'au temps où nous sommes, le monde est plus âgé de deux mille ans, qu'il a plus d'expérience, qu'il doit être plus éclairé ; et que c'est la vieillesse du monde et l'expérience qui font découvrir la vérité. » (Voir la citation de Bacon dans l'édition de M. C. Jourdain.)

de vide, ils n'ont entendu parler de la nature qu'en l'état où ils la connaissaient ; puisque, pour le dire généralement, ce ne serait assez de l'avoir vu constamment en cent rencontres, ni en mille, ni en tout autre nombre, quelque grand qu'il soit ; puisque s'il restait un seul cas à examiner, ce seul... (1). Car, dans toutes les matières dont la preuve consiste en expériences et non en démonstrations, on ne peut faire aucune assertion universelle que par la générale énumération de toutes les parties et de tous les cas différents. C'est ainsi que quand nous disons que le diamant est le plus dur de tous les corps, nous entendons de tous les corps que nous connaissons, et nous ne pouvons ni ne devons y comprendre ceux que nous ne connaissons point ; et quand nous disons que l'or est le plus pesant de tous les corps, nous serions téméraires de comprendre dans cette proposition générale ceux qui ne sont point encore en notre connaissance, quoiqu'il ne soit pas impossible qu'ils soient en nature (2).

De même quand les anciens ont assuré que la nature ne souffrait point de vide, ils ont entendu qu'elle n'en souffrait point dans toutes les expériences qu'ils avaient vues, et ils n'auraient pu sans témérité y comprendre celles qui n'étaient pas en leur connaissance. Que si elles y eussent été, sans doute ils auraient tiré les mêmes conséquences que nous, et les auraient par leur aveu autorisées de cette antiquité dont on veut faire aujourd'hui l'unique principe des sciences.

C'est ainsi que, sans les contredire, nous pouvons assurer le contraire de ce qu'ils disaient ; et, quelque force enfin qu'ait cette antiquité, la vérité doit toujours avoir l'avantage, quoique nouvellement découverte, puisqu'elle est toujours plus ancienne que toutes les opinions qu'on en a eues, et que ce serait ignorer sa nature de s'imaginer qu'elle ait commencé d'être au temps qu'elle a commencé d'être connue.

---

(1) Il y a ici une lacune dans le manuscrit. Il faut lire, selon toute vraisemblance : « Ce seul suffirait pour empêcher une définition générale. » (Note de M. C. Jourdain.)

(2) On ne saurait assez admirer la prudence de Pascal dans ce jugement : il semble que son *génie* lui ait fait entrevoir des découvertes ultérieures.

Le platine, en effet, trouvé longtemps après, est plus pesant que l'or : la densité de ce dernier étant 19, celle du platine est 22.

Cette réserve de Pascal semble avoir servi de guide au célèbre et malheureux Lavoisier, l'un des fondateurs de la Chimie moderne, dans la définition qu'il a donnée des *éléments* ou *corps simples*.

« Tout ce qu'on peut dire sur le nombre et sur la nature des éléments, se borne suivant moi à des difficultés purement métaphysiques : ce sont des problèmes indéterminés qu'on se propose de résoudre, qui sont susceptibles d'une infinité de solutions, mais dont il est très-probable qu'aucune en particulier n'est d'accord avec la nature. Je me contenterai donc de dire que si par le nom d'éléments nous entendons désigner les molécules simples et indivisibles qui composent les corps, il est probable que nous ne les connaissons pas : que si au contraire nous attachons au nom d'éléments ou de principes des corps l'idée du dernier terme auquel parvient l'analyse, toutes les substances que nous n'avons pas encore pu décomposer par aucun moyen sont pour nous des éléments ; non pas que nous puissions assurer que ces corps que nous regardons comme simples, ne soient pas eux-même composés de deux ou même d'un plus grand nombre de principes, mais puisque ces principes ne se séparent jamais, ou plutôt puisque nous n'avons aucun moyen de les séparer, ils agissent à notre égard à la manière des corps simples, et nous ne devons les supposer composés qu'au moment où l'expérience et l'observation nous en auront fourni la preuve. »

(Note de l'auteur.)

ADDITIONS SUR LA MÉTHODE DE RÉDUCTION A L'UNITÉ

ET SUR LA SOLUTION PAR LES RAPPORTS.

Mes collègues liront sans doute avec intérêt le passage suivant, où Reynaud expose lui-même sa nouvelle méthode. (Troisième édition, 1810).

ANALYSE DE L'INTRODUCTION A L'ALGÈBRE.

" Les élèves qui posséderont les théories démontrées dans mon Arithmétique, seront en état d'étudier *l'Introduction à l'algèbre*. Cet ouvrage renferme une *méthode absolument nouvelle pour résoudre les problèmes*, à l'aide des seules combinaisons des *quatre règles de l'arithmétique.*

" La simplicité et la clarté de cette méthode, la mettent à la portée des personnes les moins intelligentes ; elle remplace les procédés connus sous les noms de *règles de trois, simples et composées, directes et inverses, règles de compagnie, d'escompte, d'intérêt, de change, de troc, d'alliage, de fausse position, de double fausse position,* etc., etc. "

" J'ai cru rendre un double service aux commençants, en soulageant leur mémoire et fortifiant leur esprit: cet énorme échafaudage de noms et de règles n'était propre qu'à obscurcir les idées, et à perdre le jugement, en conduisant au résultat par de longs détours, et d'une manière purement mécanique. Par exemple pour résoudre ce problème :

4 ouvriers ont fait 20 *toises d'ouvrages ; combien* 9 *ouvriers en feront-ils ?*

" On nommait x, l'ouvrage inconnu, et l'on posait la proportion...

$$4 \text{ ouvriers} : 9 \text{ ouvriers} :: 20 \text{ toises} : x$$

" Le dernier terme étant égal au produit des *moyens*, divisé par *l'extrême* connu ; l'élève, qui appliquait machinalement cette règle, multipliait 9 ouvriers par 20 toises, et divisait le produit par 4 ouvriers ; ce qui est absurde (1). Le raisonnement que je substitue est très-simple ; on dit :

Si 4 ouvriers font 20 toises,
1 ouvrier fera le quart de 20 toises, ou 5 toises ;
les 9 ouvriers feront donc 9 fois 5 toises , ou 45 toises. (2)

" Toutes mes solutions sont fondées sur ces principes rigoureux.

---

(1) Je citerai à ce sujet un fait intéressant. Dans des examens publics, un élève, voulant expliquer cette opération, dit...

$$\text{" } x = \frac{20 \text{ toises} \times 9 \text{ ouvriers}}{4 \text{ ouvriers}}$$

" Supprimant le facteur un ouvrier, commun aux deux termes de cette fraction, il vient...

$$\text{" } x = \frac{20 \text{ toises} \times 9}{4} = \frac{180 \text{ toises}}{4} = 45 \text{ toises. "}$$

Cette manière d'interpréter le calcul, toute défectueuse qu'elle était, prouvait l'intelligence de l'élève, et le vice de la méthode. (*Note de Reynaud*).

(2) Remarquons que Reynaud ne dit pas : 4 *fois moins*, ni 9 *fois plus*. (Observations, p. 12.)

» Il était sans doute impossible à ceux qui ne pratiquaient pas continuellement ces nombreuses règles, de les retenir; et d'ailleurs, comme il ne se rendaient pas compte des opérations qu'ils exécutaient, ils commettaient quelquefois des erreurs grossières. *Le calcul, dirigé par le raisonnement, n'est sujet à aucun de ces inconvénients ; la pratique, sans la théorie, n'est qu'une routine aveugle, qui perd l'esprit et induit souvent en erreur. On oublie facilement les règles que l'on ne comprend pas ; mais les méthodes confiées au jugement, ne s'effacent jamais de la mémoire.* »

La *solution par les rapports* n'a pas échappé à Reynaud ; seulement, comme il s'est surtout occupé de la *solution par l'unité*, il ne parle de l'autre qu'incidemment. En retrouvant ici ce qu'il en dit, on verra qu'il avait laissé peu de chose à faire à ses successeurs.

« En général *si le rapport direct de deux quantités est exprimé par une fraction, le rapport inverse de ces quantités sera égal à la fraction renversée.*

» Les solutions des problèmes précédents se déduisent avec la plus grande facilité de la théorie des *rapports* ; mais pour éviter des répétitions inutiles, nous ne considérerons qu'un problème de chaque espèce.

» Dans le premier problème, il s'agissait de *trouver le prix de 5 aunes de drap, les 12 aunes coûtant 48 fr.* On peut observer que les prix étant proportionnels aux nombres d'aunes ; comme 5 aunes est les 5/12 de 12, le prix des 5 aunes est les 5/12 du prix 48 fr. de 12 aunes, c'est-à-dire 20 fr. » C'est le résultat de 48 fr. × 5/12.

» Dans le numéro 2, il s'agissait de *trouver combien on aurait d'aunes de drap pour 20 fr., les 12 aunes coûtant 48 fr.* Les nombres d'aunes de drap étant proportionnels aux prix ; comme 20 est les 20/48 de 48, pour 20 fr. on aura les 20/48 de ce qu'on a pour 48 fr., c'est-à-dire les 20/48 de 12 aunes, ou 5 aunes » : (c'est donc encore le produit 12 × 20/48).

» Dans le troisième exemple, où il s'agissait de *trouver l'ouvrage de 9 ouvriers, lorsque 4 ouvriers font 20 toises*, on dira : les ouvrages sont proportionnels aux nombres d'ouvriers ; mais 9 est les 9/4 de 4 ; l'ouvrage des 9 ouvriers sera donc les 9/4 des 20 toises faites par 4 ouvriers, c'est-à-dire 45 toises, » (résultat de 20 toises × 9/4).

» Dans le problème où 3 *hommes ayant fait un certain ouvrage en huit jours, on demandait combien il faudrait employer d'hommes pour faire le même ouvrage en 4 jours* ; comme les temps employés à faire le même ouvrage, sont en *raison inverse* des nombres d'ouvriers, les temps étant dans le rapport de 8 à 4, les nombres d'ouvriers correspondants sont dans le rapport inverse, c'est-à-dire comme 4 est à 8. Mais 8 est le double de 4 : le nombre d'ouvriers cherché sera donc le double de 3, ou 6, » (c'est-à-dire, 3 × 8/4).

» Dans un autre exemple enfin, *on demande combien il faut prendre d'aunes de toile à 5/8 de large pour doubler* 30 *aunes de drap à* 6/8. La solution de ce problème se déduit de la théorie des *rapports inverses*. En effet, pour couvrir une surface donnée il faut d'autant plus d'aunes de toiles que la toile est moins large ; conséquemment, *pour former la même surface, les nombres d'aunes doivent être en raison inverse de leurs largeurs* ; mais les largeurs de la toile et du drap sont comme 5/8 est à 6/8, ou comme 5 est à 6 : donc pour couvrir la même surface, les nombres d'aune de toiles et de drap doivent être dans le rapport inverse de 5 à 6, c'est-à-dire comme 6 est à 5 ; mais 6 est les 6/5 de 5 : la quantité de toile demandée est donc les 6/5 de 30 aunes, ou 36 aunes, » (soit 30 × 6/5).

M. Tombeck, dont le *Traité d'arithmétique* vient de m'être communiqué par un de mes amis, fait exception à ce que j'ai avancé précédemment (p. 11), car il emploie la nouvelle disposition, et est probablement le premier qui soit entré résolument dans cette voie. L'auteur paraît avoir été guidé dans ce choix par des considérations pratiques analogues à celles que j'ai empruntées à M. Guilmin (p. 23), plutôt que par celles que j'ai tirées de la logique, comme on pourra s'en assurer par les citations suivantes, qu'il veut bien m'autoriser à extraire de son excellent ouvrage (1).

Après avoir défini les *quantités directement ou inversement proportionnelles*, et les *règles de trois*, qui en sont l'application, il résout *par l'unité* les problèmes suivants :

1ᵉʳ EXEMPLE : « 18 *mètres d'étoffe ont coûté 45 fr., combien coûteront 24 mètres de la même étoffe ?*

On obtient $\quad x = \dfrac{45 \text{ fr.} \times 24}{18} = 60 \text{ fr.}$; et l'auteur ajoute :

REMARQUE. « Le résultat précédent peut s'écrire :

$$x = 45 \text{ fr.} \times \frac{24}{18} \; ;$$

« Or, si nous écrivons les quantités mentionnées dans l'énoncé sur deux lignes, comme il suit :

$$24 \text{ m.} \quad . \quad . \quad . \quad . \quad x \text{ fr.}$$
$$18 \text{ m.} \quad . \quad . \quad . \quad . \quad 45 \text{ fr.}$$

« en ayant soin de placer la ligne qui contient l'inconnue la première, le résultat précédent peut être considéré comme obtenu en multipliant 45 fr., quantité de même nature que l'inconnue, par le rapport $\dfrac{24}{18}$ des deux nombres de mètres, pris dans l'ordre où ils sont écrits ci-dessus ; ce qui coïncide avec ce fait, que le nombre de mètres et le prix de ces mètres varient en raison directe.

2ᵉ EXEMPLE. « *Un poids donné de gaz occupe un volume de 16 litres sous la pression de 350 millimètres ; quel volume occupera-t-il sous une pression de 200 millimètres ?* »

En réduisant *à l'unité* de pression (le millimètre), la loi de Mariotte fournit :

$$x = \frac{16 \text{ litres} \times 350}{200} = 28 \text{ litres.}$$

REMARQUE. « Le résultat précédent peut s'écrire :

$$x = 16 \text{ litres} \times \frac{350}{200} \; ;$$

---

(1) *Traité d'arithmétique* à l'usage des élèves des Lycées et des candidats au Baccalauréat ès-sciences. Paris, Hachette, prix 4 fr. (La 1ʳᵉ édition est de 1861).

« Or, si nous écrivons les quantités mentionnées dans l'énoncé sur deux lignes, comme il suit, en mettant la première la ligne qui contient l'inconnue :

$$200 \text{ millim.} \quad \ldots \ldots \quad x \text{ lit.}$$
$$350 \text{ millim.} \quad \ldots \ldots \quad 16 \text{ lit.}$$

» il est aisé de voir que ce résultat peut être considéré comme obtenu en multipliant 16 litres, quantité de même nature que l'inconnue, par le rapport $\frac{350}{200}$ des deux pressions, prises en ordre *inverse* de celui où elles sont écrites ci-dessus ; ce qui coïncide avec ce fait, que les pressions varient en raison *inverse* des volumes de la masse de gaz proposée.

3e EXEMPLE : « 15 *ouvriers, travaillant 6 heures par jour, ont employé 18 jours pour faire 360 mètres d'un certain ouvrage. Combien 25 ouvriers, travaillant 7 heures par jour, emploieront-ils de jours pour faire 420 mètres du même ouvrage !*

Ce problème, résolu *par l'unité* comme les précédents, et en passant immédiatement de chaque unité au nombre correspondant de la question, donne sans peine :

$$x = \frac{18 \text{ j.} \times 15 \times 420 \times 6}{25 \times 360 \times 7} = \frac{54 \text{ j.}}{5} = 10 \text{ j. } 4/5.$$

REMARQUE. « Le résultat précédent peut s'écrire :

$$x = 18 \text{ j.} \times \frac{15}{25} \times \frac{420}{360} \times \frac{6}{7} \; ;$$

» or, si nous écrivons les quantités mentionnées dans l'énoncé sur deux lignes, comme il suit :

$$25 \text{ ouv.} \quad . \quad 7 \text{ h.} \quad . \quad 420 \text{ m.} \quad . \quad x \text{ j.}$$
$$15 \text{ ouv.} \quad . \quad 6 \text{ h.} \quad . \quad 360 \text{ m.} \quad . \quad 18 \text{ j.,}$$

» il est aisé de voir que ce résultat peut être considéré comme obtenu en multipliant 18 j., quantité de même nature que l'inconnue, par les rapports

$$\frac{15}{25} \; , \quad \frac{420}{360} \; , \quad \frac{6}{7}$$

» des nombres d'ouvriers, de mètres d'ouvrage et d'heures de travail par jour ; les nombres de mètres d'ouvrage étant pris dans l'ordre où ils sont écrits ci-dessus, ce qui coïncide avec ce fait que le nombre des mètres varie en raison directe du nombre des jours de travail (c'est-à-dire de l'inconnue) ; et les nombres d'ouvriers et d'heures de travail par jour, en ordre inverse de celui où ils sont écrits ci-dessus, ce qui coïncide avec ce fait que le nombre des ouvriers et le nombre des heures de travail par jour varient en raison inverse du nombre des jours de travail.

« En généralisant les observations faites sur les solutions des trois problèmes précédents, nous pouvons poser la règle pratique suivante :

» RÈGLE. — *Pour obtenir la solution d'une règle de trois, on commence par écrire les quantités mentionnées dans l'énoncé sur deux lignes, de manière à faire correspondre les quantités de même nature deux à deux, en ayant soin de mettre la ligne qui contient l'inconnue la première.*

» *Cela fait, on écrit que l'inconnue est égale à la quantité connue de même espèce, multipliée par les rapports des nombres correspondants deux à deux, pris dans l'ordre où ils sont écrits s'ils représentent des quantités variant en raison directe avec l'inconnue; en ordre inverse, s'ils expriment des quantités variant en raison inverse avec l'inconnue.*

» *On n'a plus alors qu'à effectuer les calculs indiqués, après simplification, s'il y a lieu.*

Pour compléter cet exposé, j'emprunte à un ouvrage plus élémentaire du même auteur (1) l'exemple suivant et la remarque très-importante par laquelle il termine.

EXEMPLE. « *Avec* 18 *kil. de fil, on a confectionné* 72 *mètres d'une toile ayant* 90 *centimètres de large. Si l'on avait employé* 24 *kilogrammes de fil, et si la toile avait eu seulement* 80 *centimètres de large ; quelle longueur en aurait-on obtenue?*

« On commencera par écrire les quantités de l'énoncé sur deux lignes, comme il suit :

$$x \text{ m.} \quad . \quad . \quad 24 \text{ kil.} \quad . \quad . \quad 80 \text{ cent.}$$
$$72 \text{ m.} \quad . \quad . \quad 18 \text{ kil.} \quad . \quad . \quad 90 \text{ cent.}$$

« Cela fait, pour avoir la valeur de x, on multipliera 72 m., quantité connue de même nature, par le rapport 24/18 des deux poids de fil, pris dans leur ordre parce que la longueur de la toile est proportionnelle à son poids, toutes choses égales d'ailleurs, et par le rapport 90/80 des deux longueurs, prises en ordre inverse, parce que, pour un même poids, la largeur de la toile est en raison inverse de sa longueur ; et l'on aura :

$$x = 72 \text{ m.} \times \frac{24}{18} \times \frac{90}{80} = \frac{72 \text{ m.} \times 24 \times 90}{18 \times 80} = 108 \text{ m.}$$

REMARQUE. « La méthode pratique qui précède, subsiste quand les donnés sont des nombres fractionnaires. Ainsi, proposons-nous ce problème :

« 5/6 *de litre d'alcool pèsent* 3/4 *de kilogr. ; combien* 7/8 *de litre pèsent-ils?*

---

(1) *Éléments d'arithmétique* à l'usage des écoles primaires et des classes de quatrième des Lycées, 2 volumes in-12, cartonnés, 2e édition. Paris, Delagrave, 1873.
1re partie, *théorie*, 1 fr.; 2e partie, *problèmes résolus et proposés*, 1 fr.
Ces deux ouvrages se distinguent : le premier par la clarté et la concision ; le second par la variété et l'utilité des exemples, dont les précédents ont pu donner une idée. Nous les recommandons avec confiance à nos collègues

« Pour résoudre la question par la méthode de réduction à l'unité, nous dirons :

Si 5/6 de litre d'alcool pèsent 3/4 de kilog.,

1/6 pèse 5 fois moins, ou $\dfrac{3 \text{ k.}}{4 \times 5}$

et 6/6 ou 1 lit. pèsent 6 fois plus, ou $\dfrac{3 \text{ k.} \times 6}{4 \times 5}$

1/8 pèse 8 fois moins que 1, c'est-à-dire $\dfrac{3 \text{ k.} \times 6}{4 \times 5 \times 8}$

et 7/8 pèsent 7 fois plus, ou $\dfrac{3 \text{ k.} \times 6 \times 7}{4 \times 5 \times 8} = \dfrac{63}{80}$

« Or pour appliquer la règle pratique précédente, nous écrirons les quantités de l'énoncé comme il suit :

$$7/8 \quad . \quad . \quad . \quad x \text{ k.}$$
$$5/6 \quad . \quad . \quad . \quad 3/4 \text{ de k.}$$

« Et si nous observons que le poids de l'alcool varie proportionnellement à son volume, toutes choses égales d'ailleurs, nous aurons:

$$x = \frac{3 \text{ k.}}{4} \times \frac{7/8}{5/6} = \frac{3}{4} \times \frac{7}{8} \times \frac{6}{5} = \frac{3 \text{ k.} \times 7 \times 6}{4 \times 8 \times 5}$$

« Ce résultat est identique à celui qu'a fourni le raisonnement direct.

« Il est aisé de comprendre l'avantage de cette extension, aux données fractionnaires, des règles établies pour le cas des données entières.

« Le raisonnement direct est en effet assez compliqué dans le cas des données fractionnaires ; tandis que grâce à l'extension, la règle pratique ne présente pas plus de difficulté, que les données soient des nombres fractionnaires ou décimaux, ou que ce soient des nombres entiers. » (1)

---

(1) La simplicité et la généralité de la *Règle* ci-dessus, dépendant surtout de la nouvelle *disposition*, il y a lieu d'espérer que celle-ci ne tardera pas à être adoptée par tous les auteurs et les professeurs.

Déjà les ouvrages les plus récents et les plus estimés, ceux de MM. André, Burat, Menu de Saint-Mesmin notamment, tout en conservant l'ancienne disposition (x dans la seconde ligne), disent que *pour obtenir l'inconnue, il faut multiplier la quantité de même espèce par les rapports des quantités des autres espèces, en prenant le numérateur dans la même ligne que x s'il y a rapport direct, dans l'autre ligne s'il y a rapport inverse.*

Ainsi que le fait remarquer un autre auteur, en parlant de la disposition ordinaire : « On voit que » la fraction *n'est pas renversée* quand le rapport est *inverse*, » et qu'il faut « avoir soin à les » renverser quand les rapports sont *directs*. »

La disposition nouvelle, signalée par M. Guilmin, et inaugurée par M. Tombeck et par moi, remédie à cette singularité ; comme c'est en outre l'application des règles posées par nos grands philosophes, un si heureux accord de la *théorie* et de la *pratique* ne doit pas peu contribuer au prompt et universel succès de cette réforme.

ERRATA.

La *Règle* de Lacroix, pour la *mise en équation* d'un problème d'algèbre, doit être complétée ainsi (p. 44, ligne 15 en remontant) :

« Indiquer, à l'aide des signes algébriques, sur les quantités connues, représentées » *soit par des nombres*, soit par des lettres, etc. »

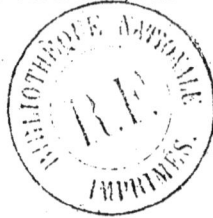

TABLE DES MATIÈRES.

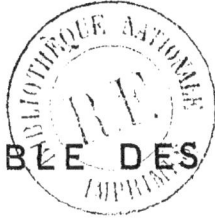

Avertissement . . . . pages .   3

Multiplication et Division   7

Grandeurs proportionnelles. . . . .

Chap. I. — **Disposition nouvelle des règles de trois**. . . .   9

Chap. II. — **Avantages de cette disposition** 12

    1° Lorsque les nombres nécessaires sont donnés. 12

    2°   —   —   — inconnus 14

Chap. III. — **Solution par l'unité**. 21

    Choix des unités. 25

Chap. IV. — **Solution par les rapports** 27

NOTES ET PIÈCES JUSTIFICATIVES.

Causes de l'ancienne disposition 37

La réforme appliquée dans la banque 39

Des conjointes. . . . . , ... 40

Notes sur l'escompte 41

De l'esprit géométrique (Pascal). 42

De l'analyse d'après Condillac 42

L'analyse va de l'inconnu au connu. 44

Analyse et synthèse (Port-Royal) 46

De l'autorité en philosophie (Pascal) 51

Additions aux chapitres III et IV 56

Lille. Imp. Camille Robbe.

EN PRÉPARATION :

RÉFORME SYNTHÉTIQUE

DE LA

GÉOMÉTRIE PLANE

D'après PASCAL & ARNAULD.

———————⟞◦◆◦⟜———————

Lille. imp. Camille Robbe.

www.ingramcontent.com/pod-product-compliance
Lightning Source LLC
Chambersburg PA
CBHW070907210326
41521CB00010B/2088